Guia da Boa Saúde

WORNEY ALMEIDA DE SOUZA

O Poder da Dieta das Bactérias

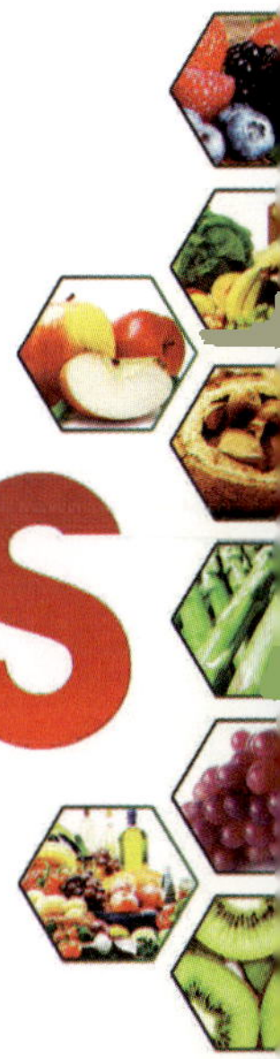

índice

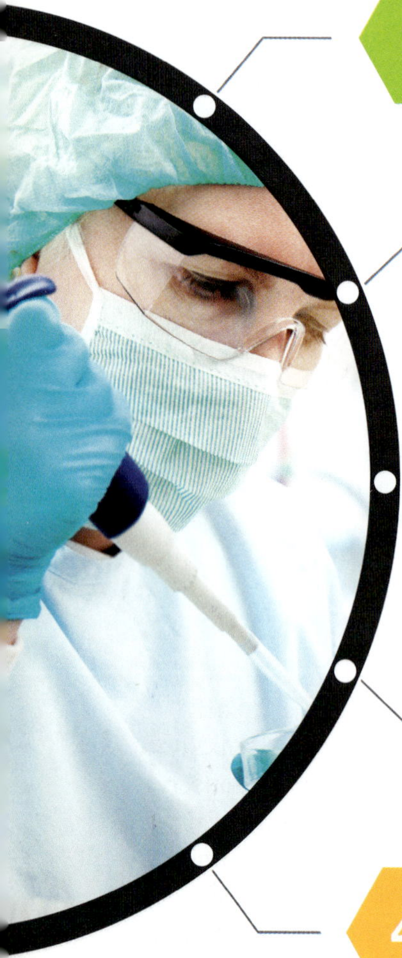

"Que a comida seja teu alimento e o alimento tua medicina."

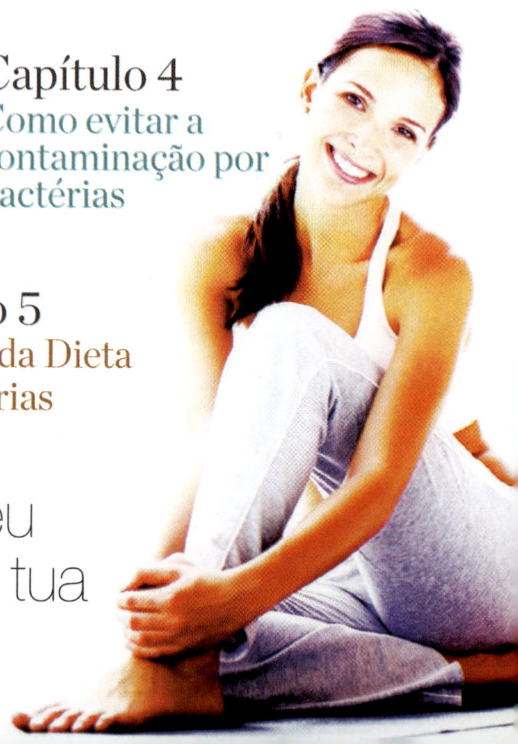

introdução

Novas formas de perder peso e de encontrar a silhueta perfeita estão ganhando destaque nos Estados Unidos. Brenda Watson, com seu livro The Skinny Gut Diet, e o dr. Raphael Kellman, que publicou The Microbiome Diet, apresentam uma nova possibilidade para emagrecer: ingerir alimentos que contenham bactérias que acelerem a absorção de nutrientes pelos intestinos. Ancorados em pesquisas sobre a microbioma humana, os dois escritores elaboraram teorias muito próximas em suas conclusões e identificam bactérias que "engordam" e bactérias que "emagrecem". As elaborações são comprovadas por voluntários que consumiram uma dieta determinada e que apresentaram redução de peso e melhora da harmonia corporal. Alguns estudiosos corroboram essas elaborações em testes com animais e na pesquisa sobre como agem os micro-organismos no corpo humano. Esta edição pretende apresentar a chamada Dieta das Bactérias com seu cardápio básico, suas interpretações, a propriedades dos alimentos sugeridos, bem como diferentes receitas que podem ser elaboradas a partir deles. Também discutimos as pesquisas sobre os micro-organismos, as doenças causadas por eles e a melhor forma de comprar, conservar e manipular os alimentos, que são ações importantes para evitar a contaminação por bactérias. Esperamos contribuir para que os leitores tenham uma interpretação sensata dessa nova dieta e que possamos, de maneira efetiva, colaborar para melhorar a saúde corporal e a forma de consumir alimentos com qualidade.

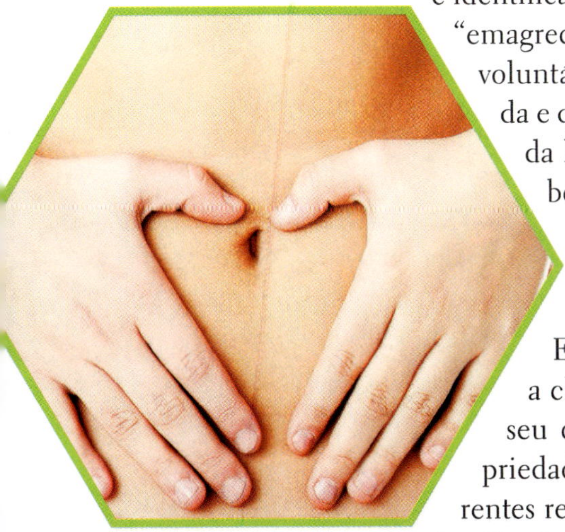

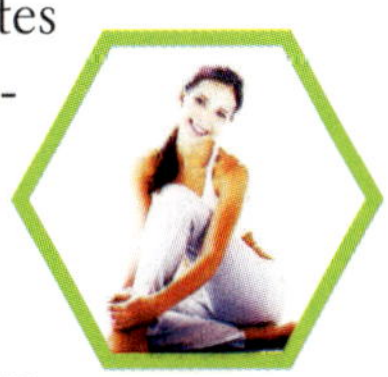

Worney Almeida de Souza

O que é a Dieta das Bactérias

As bactérias podem ajudar no emagrecimento

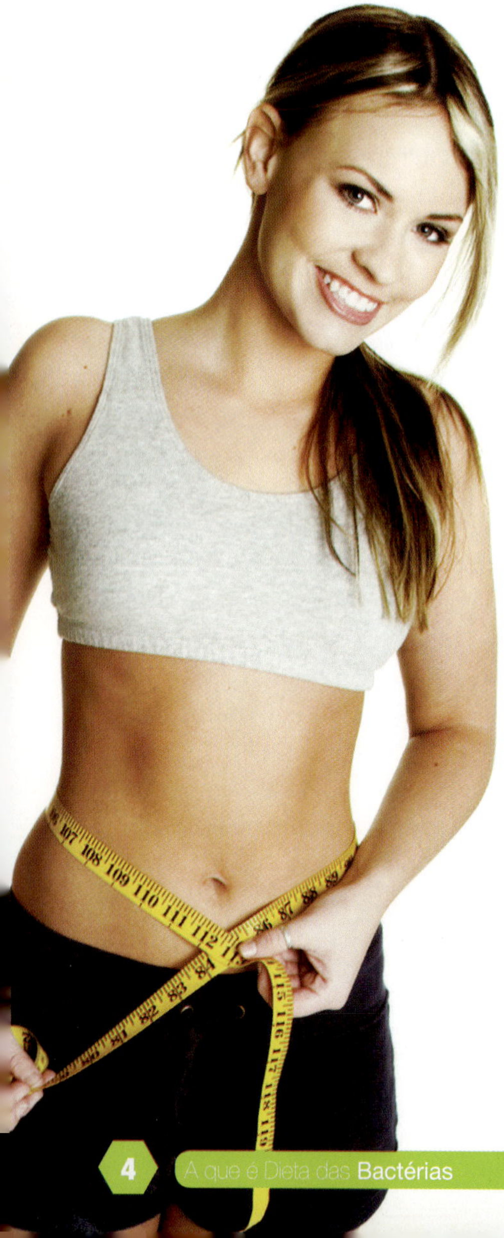

Em busca de uma saúde melhor e de possibilidades de emagrecimento, dois autores americanos publicaram recentemente dois livros, que estão interessando muitos leitores sobre uma nova interpretação do papel que as bactérias exercem para a absorção dos alimentos, através dos intestinos. Baseados em pesquisas científicas, Brenda Watson e o dr. Raphael Kellman formularam dietas relacionadas à ingestão de determinados alimentos que contenham bactérias e que podem ser consideradas "boas" para o organismo, influenciando na redução do peso corporal.

Os dois autores são celebridades na mídia americana e suas teses chamaram a atenção dos leitores e de estudiosos.

Brenda Watson nasceu em 15 de maio de 1953. É uma nutricionista especializada em saúde e em terapias naturais. Fundou a empresa RenewLife Formulas, Inc. Interessada em Medicina Holística, trabalha com remédios naturais para curar doenças.

Apresentadora de programas de TV, Brenda Watson criou postos de saúde especializados em limpeza e desintoxicação orgânica, na

Flórida. Escritora, Watson publicou livros com grande aceitação, como The 35 Diet Fiber. É considerada a "Diva da Digestão", autora do livro The Skinny Gut Diet (A Dieta do Intestino Magro).

Dr. Raphael Kellman, nascido em 1962, é um médico pioneiro na abordagem holística para a cura de doenças de órgãos internos. Com 17 anos de prática, o doutor Kellman é formado em Filosofia da Ciência e vincula o tratamento à bioquímica, metabolismo, hormônios, fatores genéticos, ambientais, emocionais e circunstanciais de vida do paciente para alcançar a saúde. Dirige o Kellman Center de medicina integrativa e funcional. Autor do livro The Microbiome Diet (A Dieta do Microbioma).

O dr. Raphael Kellman lançou um livro, em 2004, sobre o poder da cura através da Cabala. Já Brenda Watson testou sua dieta com dez pacientes e declarou: "Seis meses depois, ninguém engordou, e alguns continuaram a perder peso." Ainda segundo Brenda, o desejo por alimentos agradáveis ao nosso paladar, como os açúcares, pode ser domado: "Quando você equilibra seu intestino com os alimentos certos." Manter uma microbiota equilibrada e com um adequado funcionamento dos intestinos pode concorrer para a perda de peso. Assim, a obesidade pode ser interpretada como consequência de uma dieta rica em gorduras que causam um desequilíbrio da microbiota.

"Não vivemos para comer, mas comemos para viver."

(Sócrates)

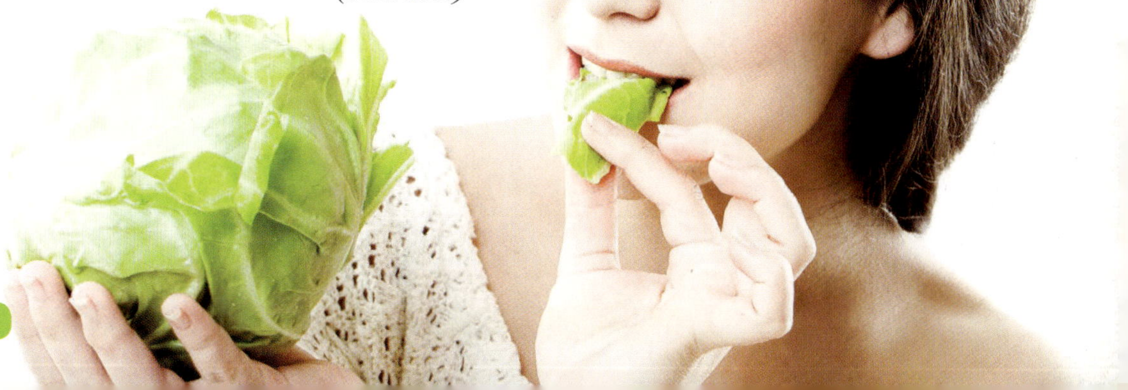

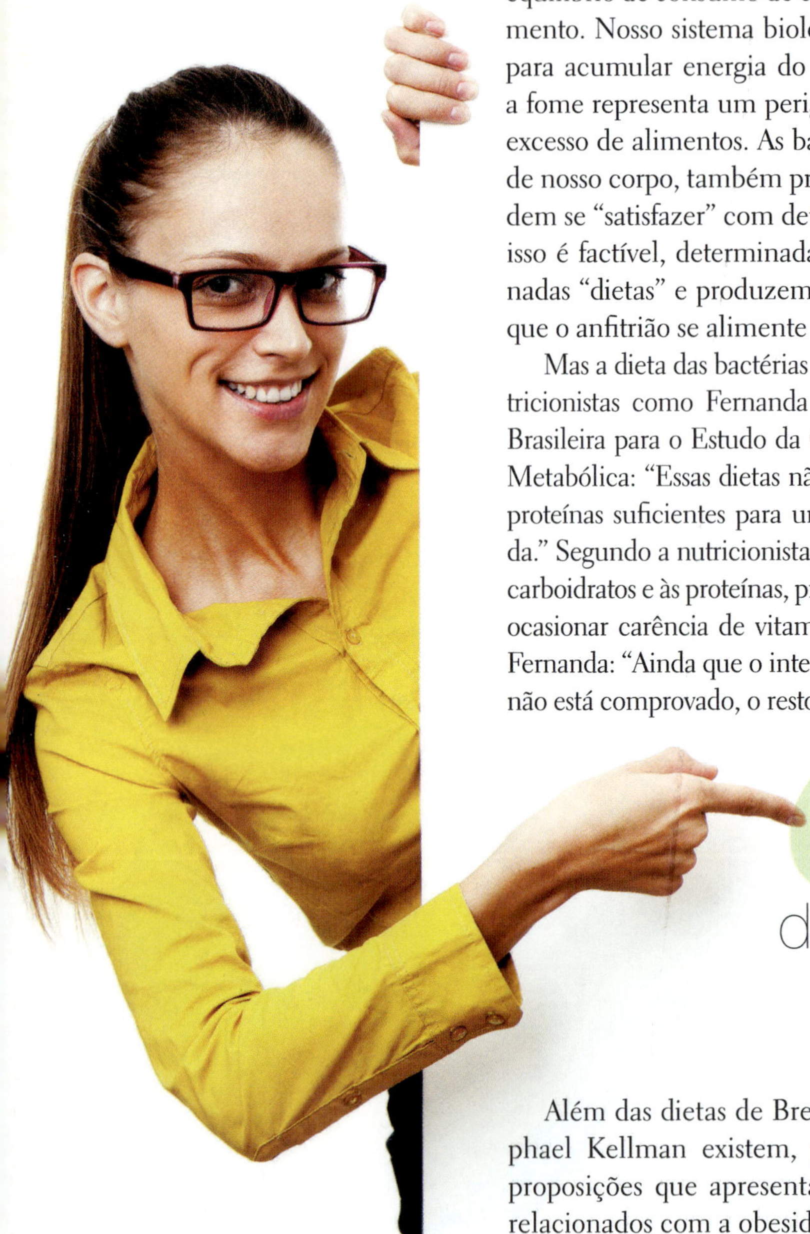

O aumento de peso corporal está relacionado ao equilíbrio de consumo de energia, gasto e armazenamento. Nosso sistema biológico está mais adaptado para acumular energia do que perder, desse modo a fome representa um perigo muito maior do que o excesso de alimentos. As bactérias, como habitantes de nosso corpo, também precisam de alimento e podem se "satisfazer" com determinados alimentos. Se isso é factível, determinadas bactérias têm determinadas "dietas" e produzem estímulos cerebrais para que o anfitrião se alimente conforme seu "apetite".

Mas a dieta das bactérias tem a preocupação de nutricionistas como Fernanda Pisciolaro, da Associação Brasileira para o Estudo da Obesidade e da Síndrome Metabólica: "Essas dietas não têm os carboidratos e as proteínas suficientes para uma alimentação equilibrada." Segundo a nutricionista, as restrições às fontes, aos carboidratos e às proteínas, presentes nas carnes, podem ocasionar carência de vitaminas e minerais. Segundo Fernanda: "Ainda que o intestino fique ótimo, algo que não está comprovado, o resto do corpo sofrerá."

"O alimento da juventude é a ilusão."

(René Descartes)

Além das dietas de Brenda Watson e do dr. Raphael Kellman existem, pelo menos, mais duas proposições que apresentam os micro-organismos relacionados com a obesidade.

A dra. Natasha Campbell-McBride, neurologista e autora do livro Gut And Psychology Syndrome. Natural Treatment Of Autism (Intestino e Síndrome de Psicologia, Tratamento Natural do Autismo) elaborou a dieta GAPS (Gut and Psychology Syndrome – intestino e síndrome psicológica ou síndrome psicológica e intestinal). Ela propõe que se elimine da dieta diária os alimentos industrializados, como açúcar, lactose de leite, embutidos ou carnes pouco cozidas. A dieta indica que os legumes devem ser cozinhados e as carnes devem ser fervidas para facilitar a digestão. A dieta GAPS também recomenda a ingestão de alimentos fermentados caseiros para aumentar a presença das bactérias probióticas para restabelecer o equilíbrio da flora intestinal.

Já os autores Jeanne Marie Martin e Zoltan P. Rona, que publicaram o livro Complete Candida Yeast Guidebook (Guia Completo da Levedura Candida), indicam que: "Substâncias nocivas, como pesticidas, conservantes, corantes e sabores artificiais, produtos químicos, fumaça e poluição do ar contribuem para o crescimento bacteriano." Assim preconizam uma dieta antibacteriana, eliminando alimentos que encorajem a presença de bactérias nocivas em nosso corpo, que podem causar vários efeitos colaterais, como: náuseas, ansiedade, alergias, obstipação, dores de cabeça, acne, flatulência, fadiga, indigestão, infecções fúngicas vaginais e ganho de peso. Segundo o instituto EI-Resource: "A ingestão de açúcares simples e hidratos de carbono refinados encoraja a fermentação e resultantes de produtos residuais tóxicos de levedura e bactérias. Reduzir a quantidade de açúcar em sua dieta pode ajudar a impedir que as bactérias tomem residência em seu corpo. A dieta restringe o uso de açúcares simples, alimentos embalados e processados, cereais, queijos, bebidas alcoólicas, vinagre, carnes defumadas, sucos de frutas, frutas secas, grãos e vegetais ricos em amido."

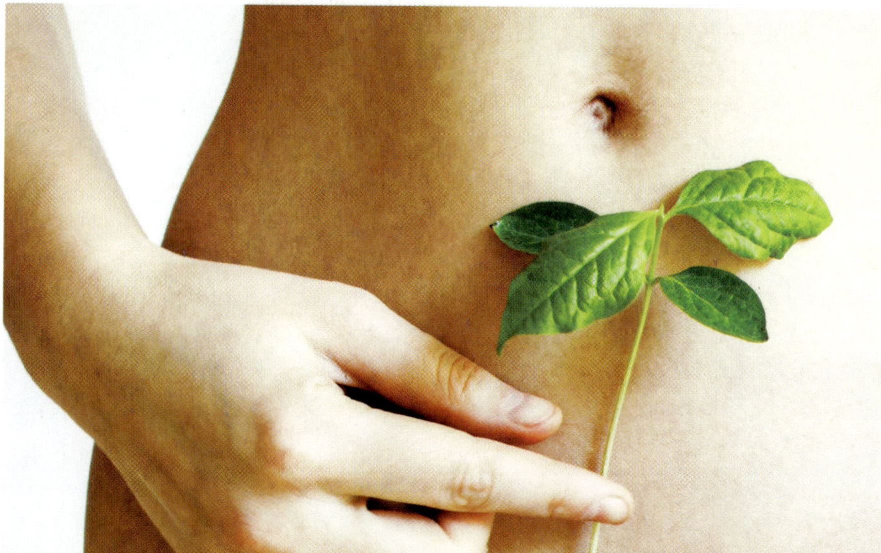

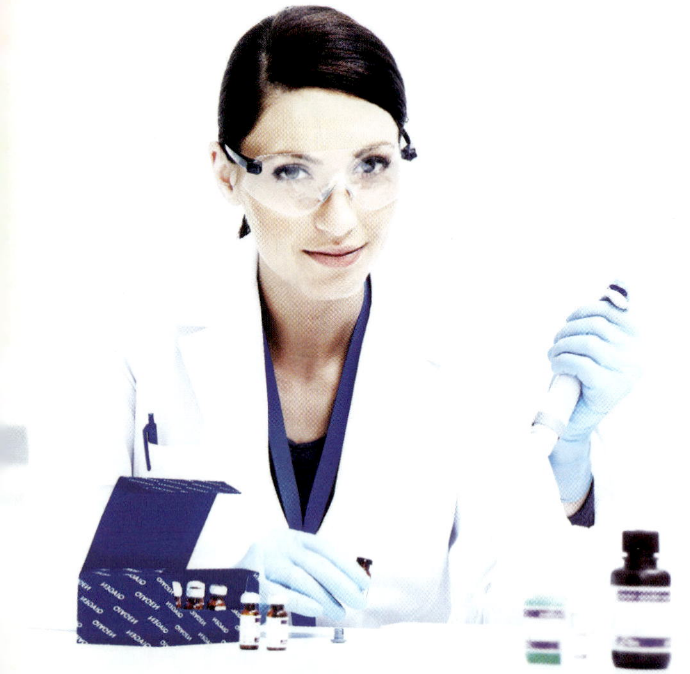

"Para um homem de estômago vazio, Deus é alimento."

(Mahatma Gandhi)

PESQUISAS SOBRE AS BACTÉRIAS

As interpretações sobre o problema da obesidade e as dietas sugeridas para contê-la, a partir da ação de bactérias, surgiram em 2006, com a pesquisa do biólogo norte-americano Jeffrey Gordon, da Universidade de Washington. Ele descobriu que as pessoas que perdiam peso tinham uma mudança significativa entre dois conjuntos de bactérias presentes nos intestinos. As pessoas que reduziam o peso diminuíam a presença das bactérias do grupo firmicutes e aumentavam as do grupo bacteroidetes. As bactérias firmicutes foram apelidadas de bactérias da obesidade e as bacteroidetes, como amigas da perda de peso. Os estudos de Jeffrey Gordon e os trabalhos posteriores ainda não deram uma resposta definitiva sobre a ação das bactérias do ganho de peso corporal, mas podem indicar um caminho mais resoluto de pesquisa, que se inicia com animais para depois ser sugerido aos humanos.

A continuidade das pesquisas pode determinar se um organismo obeso produz a alteração na microbioma intestinal ou ao contrário e como surgem as doenças relacionadas à obesidade como a diabetes. Ao que parece, as bactérias podem influenciar o funcionamento de nosso corpo de outras maneiras. Uma pesquisa publicada na revista BioEssays, por estudiosos das Universidades da Califórnia e do Novo México, sugere que as bactérias são capazes de alterar o humor e influenciar a transmissão de estímulos de fome para o cérebro.

PESQUISA SOBRE AS MUDANÇAS DA FLORA INTESTINAL

Pesquisas desenvolvidas por microbiólogos, realizadas com ratos, mostram que dietas alimentares diferentes criam floras intestinas diferentes. Recentemente um desses estudos com humanos, publicado na revista científica Nature, constatou que a alteração dessa flora pode ocorrer de maneira muito rápida com a mudança da ingestão dos alimentos, muitas vezes em três a quatro dias. Segundo um dos autores do estudo, o professor assistente do Instituto Duke para Ciências e Políticas Genômicas, Lawrence David: "Nós descobrimos que as bactérias que vivem nos intestinos das pessoas respondem surpreendentemente bem a mudanças na dieta. Em poucos dias, o que nós vimos não foi apenas uma variação na quantidade de tipos diferentes de bactérias, mas também nos tipos de genes que elas estavam expressando." Esse estudo indica que a inclusão ou retirada de determinados alimentos em nossa dieta pode contribuir para a alteração de nossa flora intestinal, que é responsável pelo processo de absorção dos alimentos.

Outro estudo orquestrado por cientistas belgas na Universidade de Louvain, utilizando a bactéria *Akkermansia muciniphila,* detectou que esse organismo diminuiu o risco da diabetes 2 em camundongos. A *Akkermansia muciniphila* está presente no intestino delgado, e quando há obesidade sua quantidade caiu. A experiência alimentou os camundongos com uma dieta rica em gordura, que aumentou seu peso. Depois, eles receberam doses da bactéria e perderam metade do peso, mesmo não havendo alteração na dieta ingerida. As conclusões iniciais indicam que a bactéria aumentou a espessura da barreira mucosa do intestino e mudou o processamento da gordura por parte do organismo dos camundongos.

Os animais também apresentaram baixos níveis de resistência ao hormônio insulina, um sintoma da diabetes tipo 2. Segundo um dos responsáveis pelo estudo, professor Patrice Cani: "Não conseguimos reverter a obesidade completamente, mas observamos uma grande queda nos níveis da massa de gordura. Esta é a primeira demonstração de que há uma relação entre uma espécie específica de bactéria e a aceleração do metabolismo." Os estudos em seres humanos podem elucidar com mais clareza a ação das bactérias no processamento dos alimentos em nosso corpo. Os resultados com camundongos são animadores, mas não podem induzir que se possa ingerir uma bactéria que anule os efeitos do excesso de calorias.

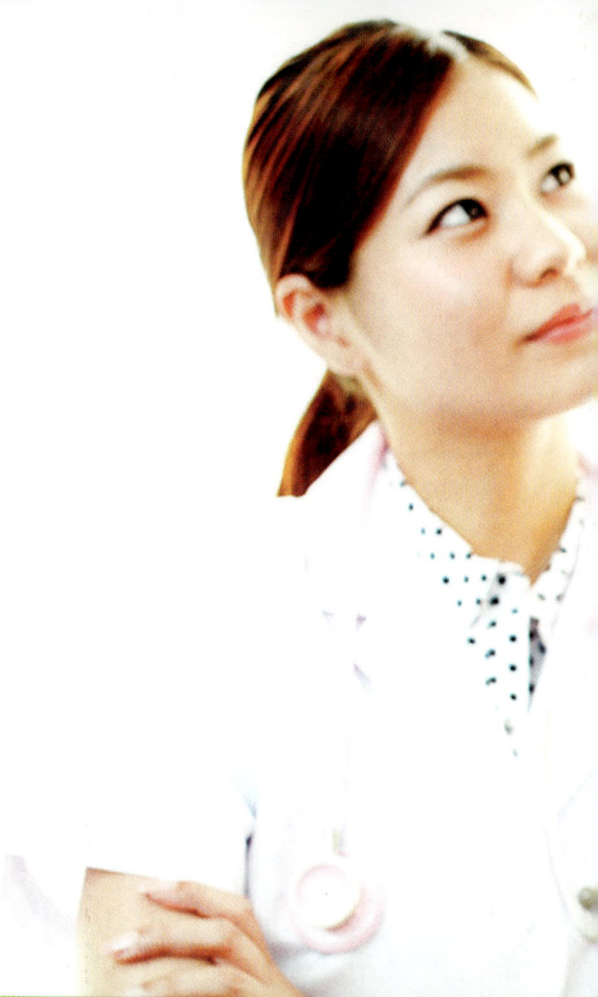

> "O próprio leão algumas vezes foi alimento de pequeníssimas aves."
>
> *(Quinto Cúrcio)*

Já em outra pesquisa, publicada na revista Science, cientistas norte-americanos trabalharam com 98 adultos saudáveis e com o peso adequado. Os voluntários informaram suas dietas diárias e forneceram amostras de fezes. Os pesquisadores identificaram o DNA das bactérias encontradas. Segundo o professor James Lewis, professor de Medicina e Epidemiologia na Escola de Medicina de Perelman da Universidade da Pensilvânia: "Observamos que as pessoas que consumiam mais proteína animal e gordura se encaixaram no enteroptipo no qual as bactérias prevalentes eram bacteroides, enquanto aqueles que tinham uma dieta rica em vegetais ficaram no enterotipo caracterizado pela prevalência das bactérias prevotella."

O segundo momento da pesquisa foi realizado com dez participantes, todos identificados como no grupo bacteroides. Eles foram divididos em dois grupos: um alimentado com uma dieta rica em gorduras e pobre em fibras e outro alimentado com uma dieta pobre em gorduras e rica em fibras. A mudança de dieta demonstrou uma alteração na quantidade de bactérias dentro do intestino, mas que não foi

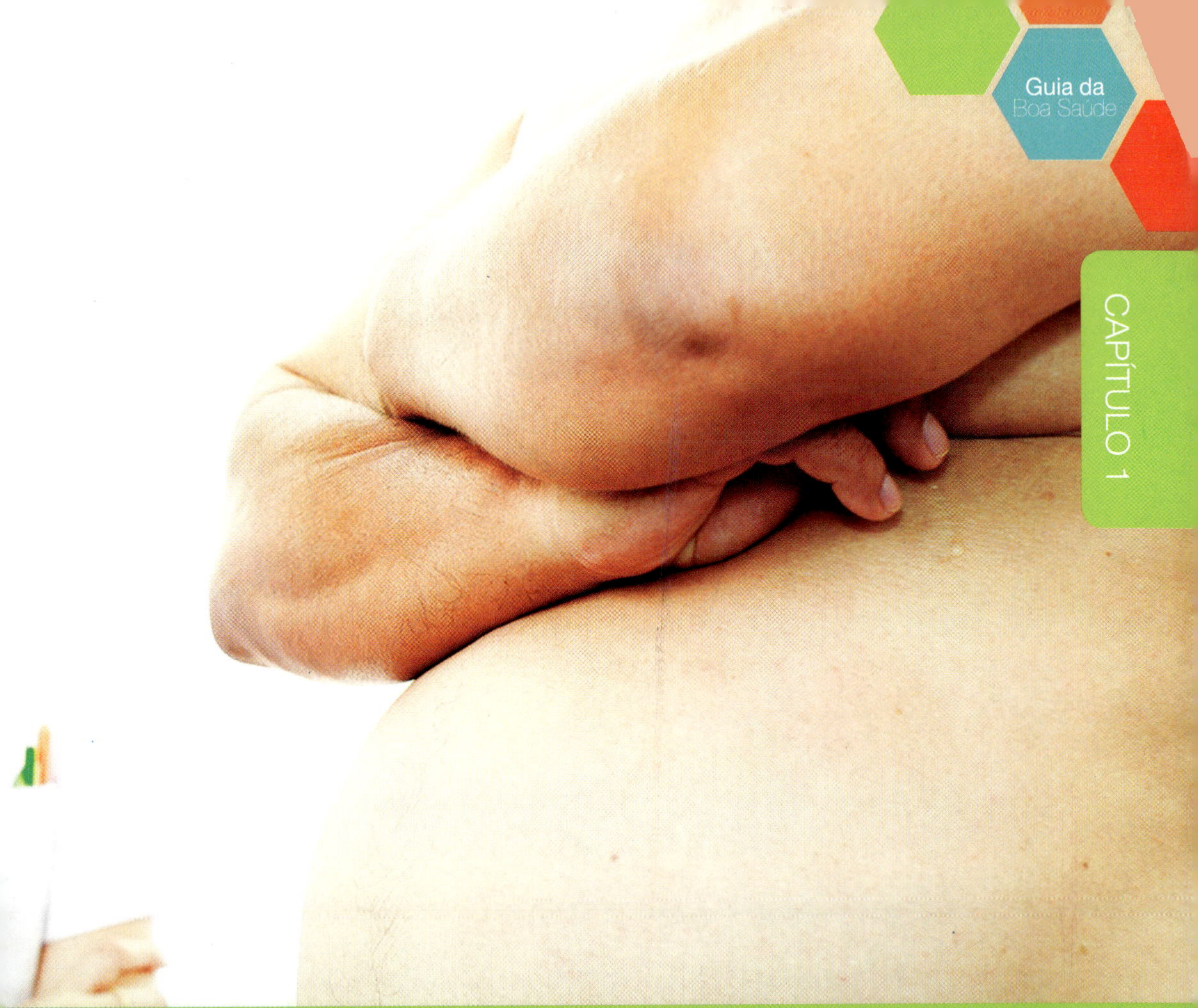

suficiente para mover o grupo bacteroides para o grupo prevotella.

As pesquisas, no entanto, segundo os próprios cientistas, ainda estão no começo, como afirma Justin Sonnenburg, da Universidade Stanford: "Não há dúvida de que a microbiota tem um papel no ganho de peso... a área é muito promissora, mas está apenas em sua infância." Não existem estudos conclusivos sobre quais são as bactérias que causam a obesidade e que possam favorecer a perda de peso. Muito menos como cada bactéria que habita nosso corpo reage a cada alimento que consumimos. Os lactobacilos são um bom exemplo. Essas bactérias ajudam a proteger o intestino, mas em excesso podem apresentar situações adversas, como indica a bióloga Catherine Lozupone, da Universidade do Colorado: "Pessoas com câncer normalmente têm uma microbiota dominada por lactobacilos."

A ingestão de determinadas bactérias boas para o organismo e a exclusão de bactérias ruins não devem indicar uma situação de causa e efeito da obesidade ou do emagrecimento. Pelo menos é o que indicam os cientistas que se debruçaram sobre o tema, que sugerem trabalhos mais aprofundados sobre o assunto.

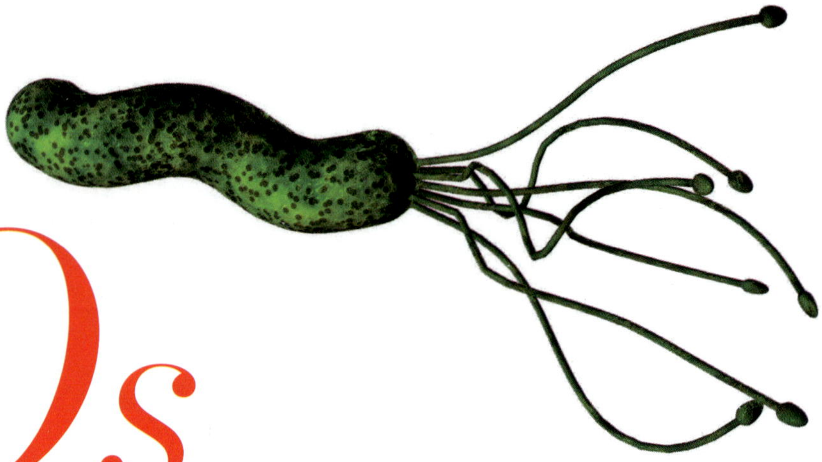

Os Micro-organismos em nosso corpo

Como os micro-organismos agem em nosso corpo

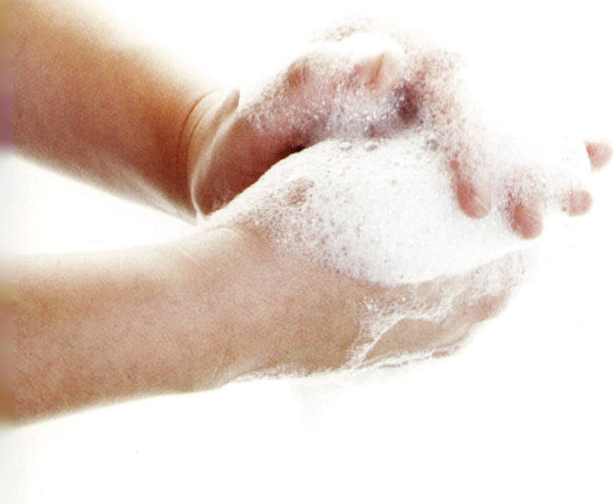

O corpo humano, e de todos os seres vivos, é habitado por milhares de micro-organismos. A maioria é inofensiva e é chamada de flora normal ou microbiota normal. Essa flora começa a se formar no momento do nascimento e continua durante toda a vida. Está presente em várias partes do corpo, inclusive na área externa, na pele e nas mucosas.

A quantidade dessa flora microbiana normal varia de acordo com a região do corpo, com a idade e com o sexo. Algumas regiões do corpo não são habitadas pelos micro-organismos, como sangue, rins, seios paranasais, bexiga, fluido cerebroespinhal, útero, trompas e ouvido médio. Quando a flora é encontrada com regularidade em uma determinada parte do corpo é considerada como permanente. Já quando os micro-organismos permanecem um curto espaço de tempo numa determinada parte do corpo e desaparecem sem causar danos à flora normal (naturalmente ou através da ação de medicamentos) recebe o nome de flora transitória. Se houver alterações e diminuição da flora normal, a flora transitória pode crescer, colonizar e causar doenças ao corpo.

As bactérias são a maioria dos micro-organismos da flora normal, mas podem-se encontrar protozoários e fungos. A convivência dos micro-organismos e o hospedeiro pode ser mutialismo (quando ambos se beneficiam) e comensalismo (quando os micro-organismos vivem sem causar danos no corpo). Mas podem aparecer patógenos oportunistas que causam lesões nos tecidos onde vivem e diminuem a resistência a infecções.

Algumas bactérias são benéficas, como os lactobacilos, estreptococos láticos e bifidobactérias, colaborando com o aumento da resistência à colonização e à produção de vitaminas e outras ações. As bactérias enterobactérias e os enterococos favorecem o aumento das defesas imunológicas, mas também podem causar infecções extraintestinais. Já os clostrídios causam apenas danos ao hospedeiro.

Os micro-organismos habitam a pele, os olhos, a cavidade oral e as vias aéreas superiores, o trato respiratório inferior e o trato genito-urinário.

As bactérias são muito escassas no estômago, pois o ácido clorídrico presente no organismo destrói a maioria dos micro-organismos. O ácido clorídrico amolece o bolo alimentar e favorece a quebra das proteínas dos alimentos, iniciando a digestão. Poucas bactérias habitam o duodeno e o jejuno, mas a quantidade aumenta no íleo.

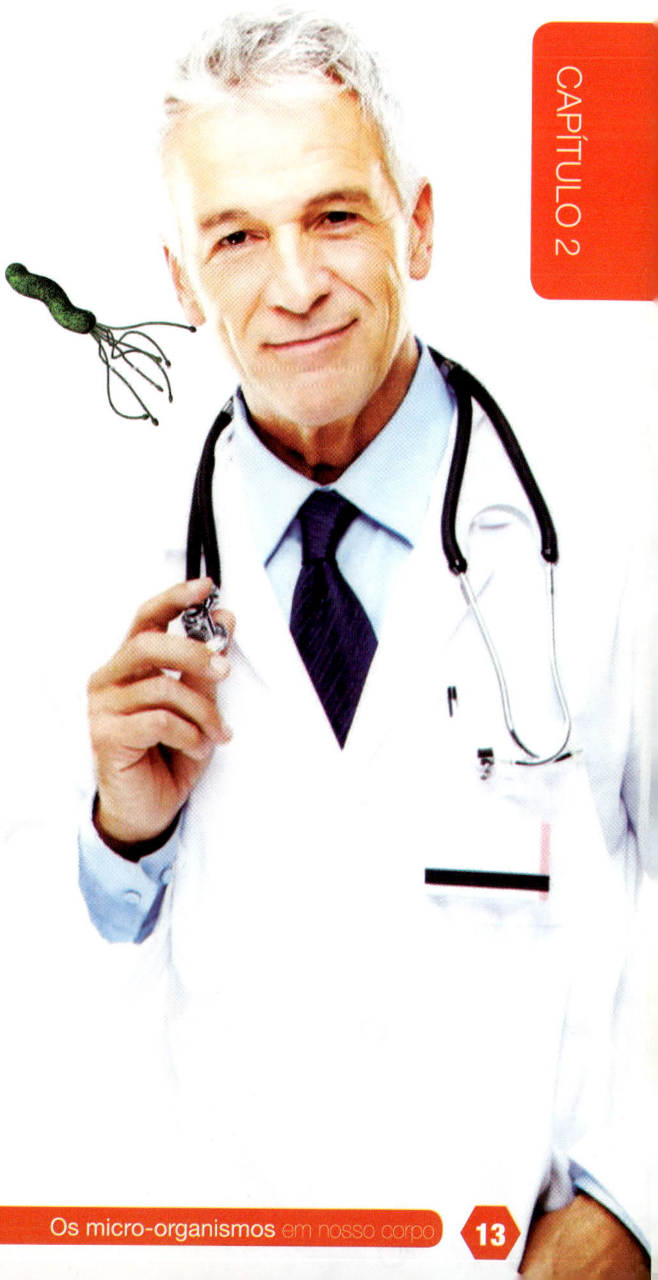

FLORA INTESTINAL

A flora intestinal ou microbiota intestinal é maior do que em outras partes do corpo. O intestino grosso é mais densamente povoado, apesar do contínuo movimento de material orgânico no canal. A estimativa é de que os intestinos sejam habitados por cerca de 100 trilhões de micro-organismos. Também no intestino existem a flora permanente e a flora transitória. A flora permanente está localizada na mucosa do intestino. Os micro-organismos se proliferam com rapidez e estão adaptados ao organismo, e sua quantidade pode variar de acordo com a idade, a alimentação e o meio ambiente. A flora transitória fica na parte superior do trato digestivo.

A maioria das bactérias da flora permanente está hospedada no cólon, na parte mais longa do intestino grosso. E até 60% da massa seca das fezes é composta de bactérias. Podem ser encontradas cerca de 500 espécies de bactérias nos intestinos, a maioria dos gêneros são *bacteroides*, *eubacterium*, *clostridium*, *peptococcus*, *fusobacterium*, *ruminococcus*, *peptostreptococcus* e *bifidobacterium*. Em menor quantidade também são encontradas *escherichia* e *lactobacillus*. As bacteroides são cerca de 30% das bactérias encontradas nos intestinos. Na categoria dos fungos são encontrados *saccharomyces, penicillium, candida* e *aspergillus*. Também estão presentes protozoários e *archaea*.

Anatomia de cólon

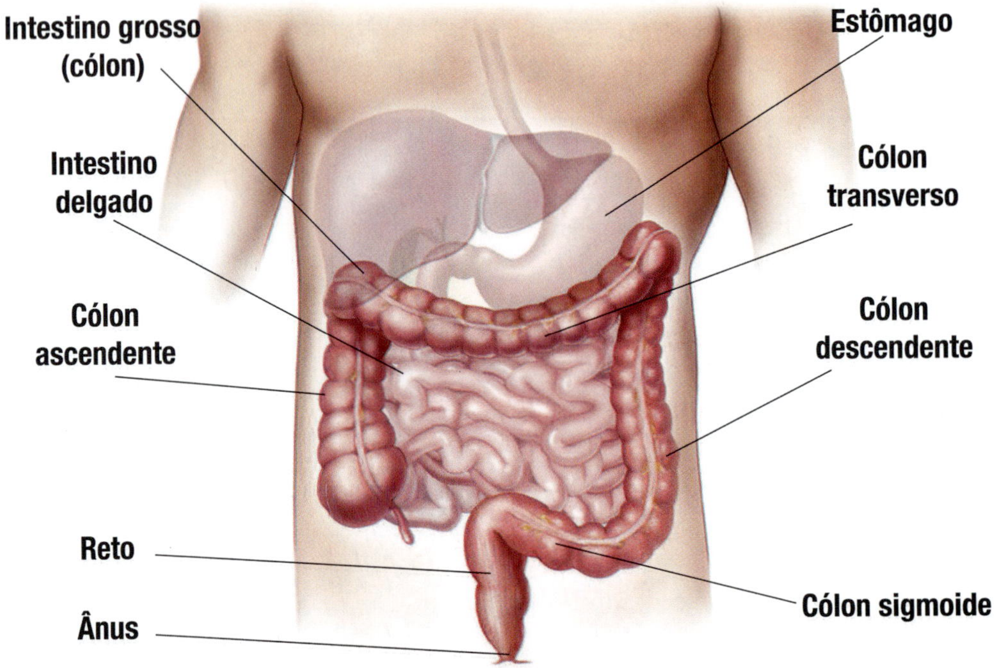

As bactérias dos intestinos cumprem muitos papéis importantes para o corpo, que vão desde o estímulo do crescimento celular à digestão de substratos de energia não utilizada a partir da fermentação dos carboidratos não digeridos e à absorção de ácidos graxos de cadeia curta. Estimulam o sistema imunológico a produzir anticorpos aos micro-organismos patógenos, defendem o corpo contra algumas doenças e reprimem o crescimento da flora transitória. As bactérias intestinais também sintetizam a vitamina B e a vitamina K, assim como os ácidos biliares, que metabolizam esteróis exenobióticos.

Assim que um ser humano nasce, as bactérias começam a colonizar o corpo e especialmente o trato digestivo. Essas primeiras bactérias são capazes de afetar a resposta de imunidade do corpo e determinam a composição contínua da flora intestinal e a colonização de micro-organismos nocivos.

Para manter a flora intestinal equilibrada é necessário consumir alimentos com bactérias probióticas (*lactobacillus rhamnosus*, *lactobacillus acidophilus*, *bifidobacterium bifidum* e *bifidobacterium longum*) encontradas em alimentos como iogurte, leites fermentados ou sob a forma de pó. Quando essas bactérias se instalam no organismo elas contribuem para a absorção dos alimentos.

Os alimentos devem ser bem mastigados, pois quando eles chegam mal digeridos ao estômago podem causar a menor absorção dos nutrientes, pois o organismo absorve as partículas menores. O alimento mal digerido também pode ocasionar a multiplicação de bactérias nocivas.

> "A abundância de alimentos entorpece a inteligência."
>
> *(Sêneca)*

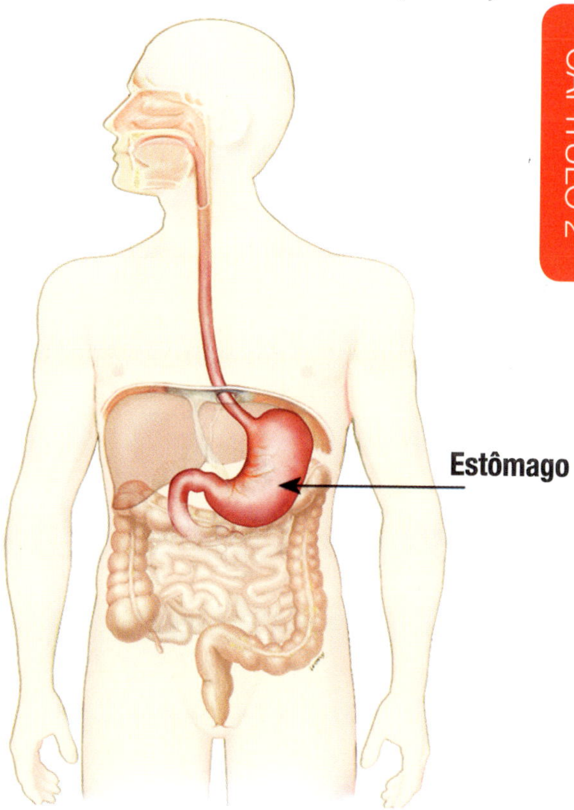

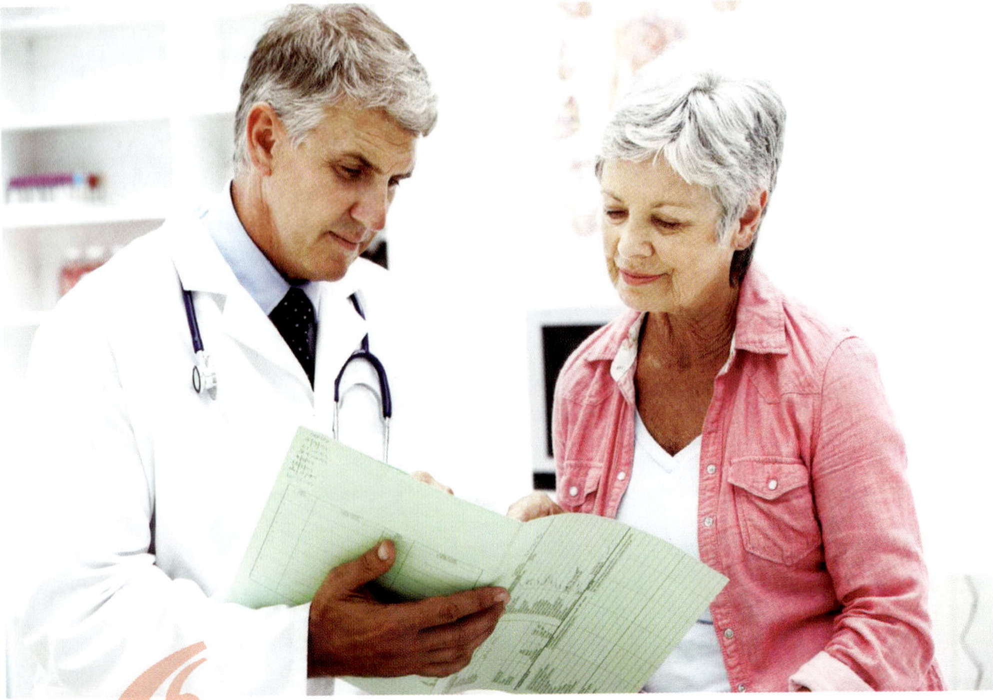

"O que para uns é alimento, para outros será um veneno violento."

(Lucrécio)

COMO FUNCIONAM OS INTESTINOS

O sistema digestivo do ser humano é composto de diversos órgãos que processam os alimentos. O estômago prepara os alimentos para a digestão através de meios mecânicos e químicos. A parte principal do estômago é o corpo gástrico. Na mucosa desse órgão estão as glândulas gástricas que secretam o suco gástrico composto de vários elementos: células mucosas (localizadas perto das fovéolas gástricas); células do zimogênio que secretam pepsinogênio, um antecessor da enzima digestiva pepsina; células parietais, que produzem o ácido clorídrico e as células enteroendócrinas, que produzem o hormônio gastrina.

O ácido clorídrico mata boa parte das bactérias que entram no trato digestivo com os alimentos, ajuda na digestão das proteínas e converte o pepsinogênio, que é inativo, em

"Que a alimentação seja o teu único remédio."

(Hipócrates)

pepsina, que a digestão das proteínas, rompendo certas ligações químicas; além disso, mantém os aminoácidos unidos. A gastrina estimula a secreção do ácido clorídrico para as células parietais. O estômago tem uma camada adicional oblíqua de músculos que torna possível contrações muito fortes que ajudam a amassar os alimentos e a misturá-los com os sucos digestivos.

O estômago esvazia-se no intestino delgado. O intestino delgado tem seis metros de comprimento e é o principal órgão de digestão e absorção dos alimentos. Ele tem as enzimas digestivas e as pancreáticas que agem sobre os carboidratos, as proteínas e os lipídios. A enzima amilase pancreática fraciona o amido e as dextrinas e as enzimas tripsina, quimotripsina e carboxipeptidase, que reduzem as proteínas em moléculas menores ou as digerem fracionando seus aminoácidos. As gorduras são fracionadas pelas enzimas lipase pancreáticas, que as transformam em monoglicérides. Também age no estômago delgado o bile do fígado, que ajuda na digestão dos lipídios. A maior parte da digestão dos alimentos ocorre no intestino delgado. Esse órgão é constituído pelo duodeno, pelo jejuno e pelo íleo.

Já o intestino grosso tem cerca de um metro e meio de comprimento. Não processa uma digestão significativa dos alimentos, mas é responsável pela absorção de água, sódio e cloro.

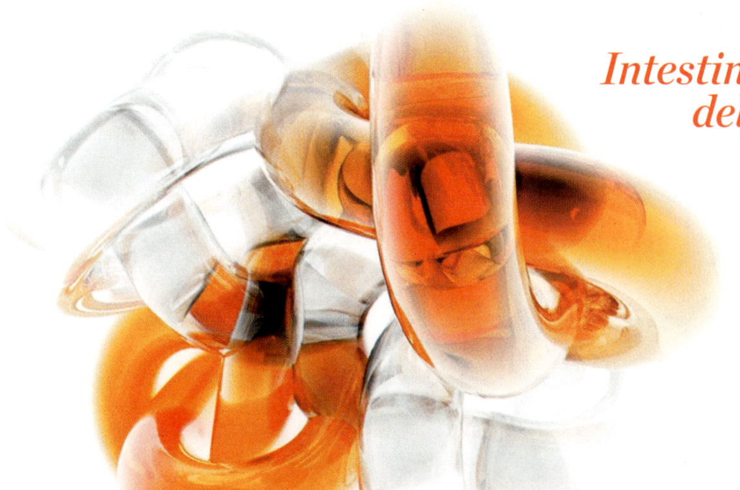

Intestino delgado

Doenças relacionadas às bactérias

O cuidado com as doenças causadas pelas bactérias

Os alimentos são fontes de energia, nutrientes e de vida para todos os seres do planeta. O ser humano aprendeu a elaborar pratos a partir de uma série de processamentos que transformam o mesmo alimento em inúmeras variedades gastronômicas. É evidente que a maior manipulação, o transporte e o armazenamento inadequado causam uma multiplicação de bactérias nocivas. Apresentamos algumas dessas bactérias e suas principais consequências para o ser humano.

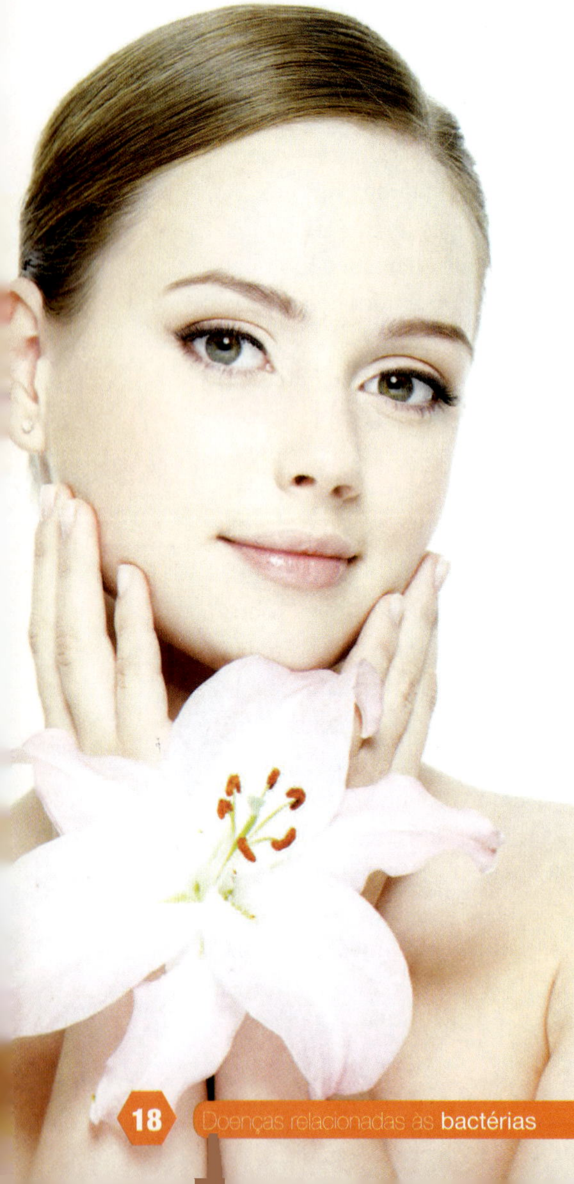

> "Para quem está sitiado, tudo é alimento."
> *(Erasmo de Rotterdam)*

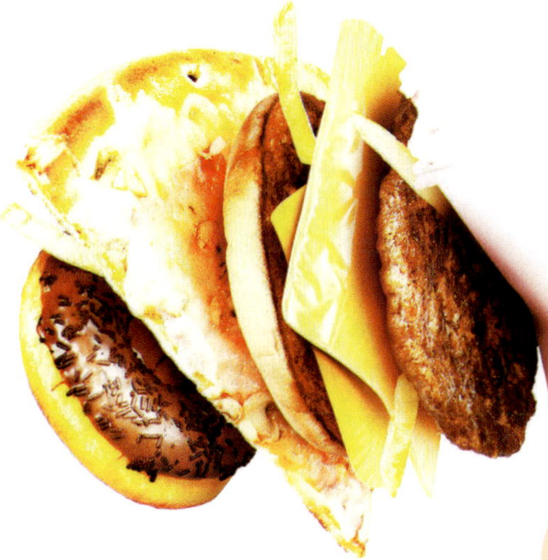

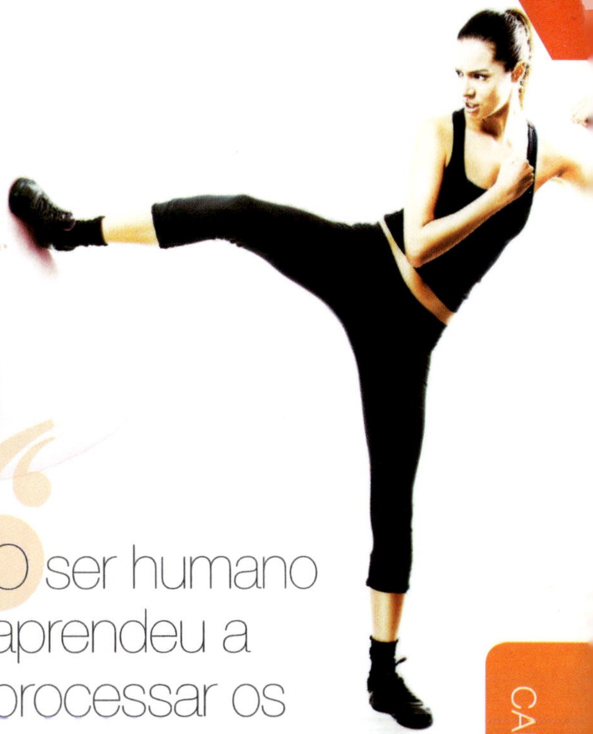

"O ser humano aprendeu a processar os alimentos de modo a criar inúmeras variedades gastronômicas."

Helicobacter pylori

A *Helicobacter pylori* é uma bactéria muito resistente que sobrevive no estômago, um dos ambientes mais severos do organismo humano com pH inferior a 4, pela presença do acido sulfúrico. A acidez no estômago é responsável pela eliminação da grande maioria das bactérias que são inseridas no nosso organismo através do consumo dos alimentos. A *H. pylori* produz uma espécie de nuvem protetora ao seu redor para permitir que ela se locomova dentro do estômago, até se fixar na parede do órgão, ultrapassando a barreira do muco.

A contaminação ocorre pelo contato de água e alimento que foram contaminados pelas fezes ou vômito de pessoas infectadas pela bactéria. A contaminação em locais sem saneamento básico pode atingir mais de 80% das crianças e adultos.

A *Helicobacter pylori* produz uma série de enzimas que incidem sobre a mucosa, debilitando a proteção das paredes do estômago, que são atingidas pelo suco gástrico, ocasionando inflamações. A bactéria pode causar úlceras gástricas e duodenais, câncer de estômago ou linfoma do tipo Malt. Os sintomas são dor e desconforto abdominais, inchaço na barriga, saciedade rápida da fome. As úlceras (inflamações maiores) causam náuseas, vômitos, fezes escuras e anemia.

Clostrídios

Clostrídios ou *Clostridium* são um gênero de bactérias firmicutes. São espécies anaeróbicas e aerotolerantes vivendo na água, em alimentos, no solo e na flora intestinal do homem e de outros animais. Particularmente uma das espécies, chamada *clostridium botulinum* causa desconfortos nos humanos. A bactéria produz uma toxina que bloqueia a liberação de acetilcolina pelo sistema nervoso central, que pode causar paralisia flácida e colite (inflamação) pseudomembranosa no cólon. Os sintomas são diarreia, febre, dor estomacal e fezes mal cheirosas, podendo ser fatal em alguns casos mais graves.

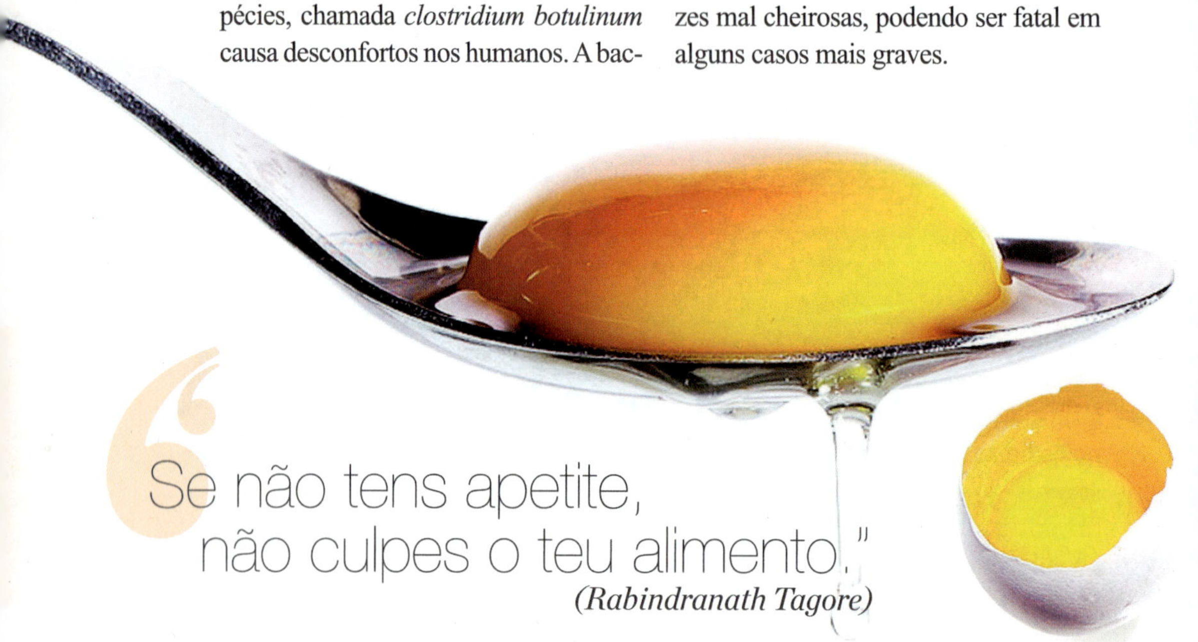

"Se não tens apetite,
não culpes o teu alimento."
(Rabindranath Tagore)

Salmonella

A *Salmonella* é um gênero de bactéria da família *enterobacteriaceae* composto por três espécies: *Salmonella subterranea*, S*almonella bongori* e *Salmonella enterica*. Essa última bactéria tem algumas subespécies e duas delas: a *Salmonella enterica enterica sorovar Typhi,* causa infecções e a febre tifoide e a *Salmonella enterica enterica sorovar2 Typhimurium* é um dos agentes causadores das gastroenterites. Essas bactérias estão presentes em alimentos, como ovos, frangos, frutas, palmitos ou peixes, contaminados durante a manipulação inadequada. A contaminação pode ocorrer por ingestão de água contaminada, contato com pessoas doentes e contato com fezes humanas e de animais, especialmente répteis, como jabutis, tartarugas, serpentes ou iguanas. Os sintomas mais usuais são diarreia, náuseas e dores abdominais. As medidas para evitar a contaminação pelas bactérias *Salmonella* são a correta manipulação dos alimentos com a frequente lavagem das mãos e evitar alimentos mal cozidos e crus.

"Usam-se leis antigas, mas alimentos recentes."

(Erpênio)

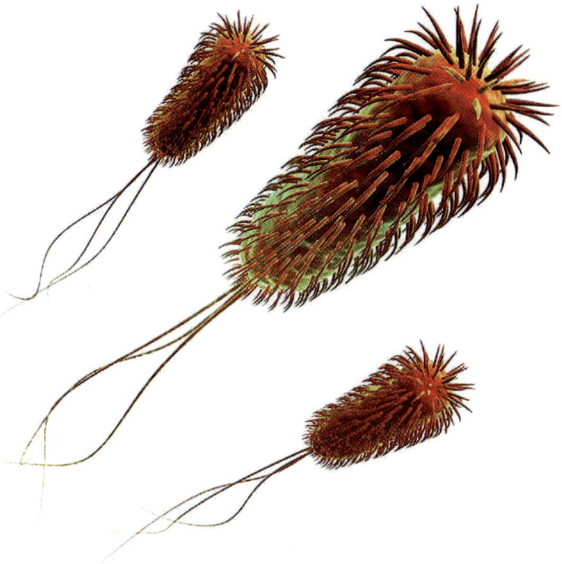

Escherichia coli

A bactéria *Escherichia coli* é muito comum no sistema digestivo humano. Ela se alimenta do material orgânico não absorvido pelo corpo. Seu metabolismo produz gases, compostos de metano e sulfeto de hidrogênio, que possuem um cheiro forte. Esses gases e o ar ingerido durante a mastigação são expelidos pelo ânus. A presença de *E. coli* nos rios e lagos, originada de esgotos não tratados, causa contaminação alimentar.

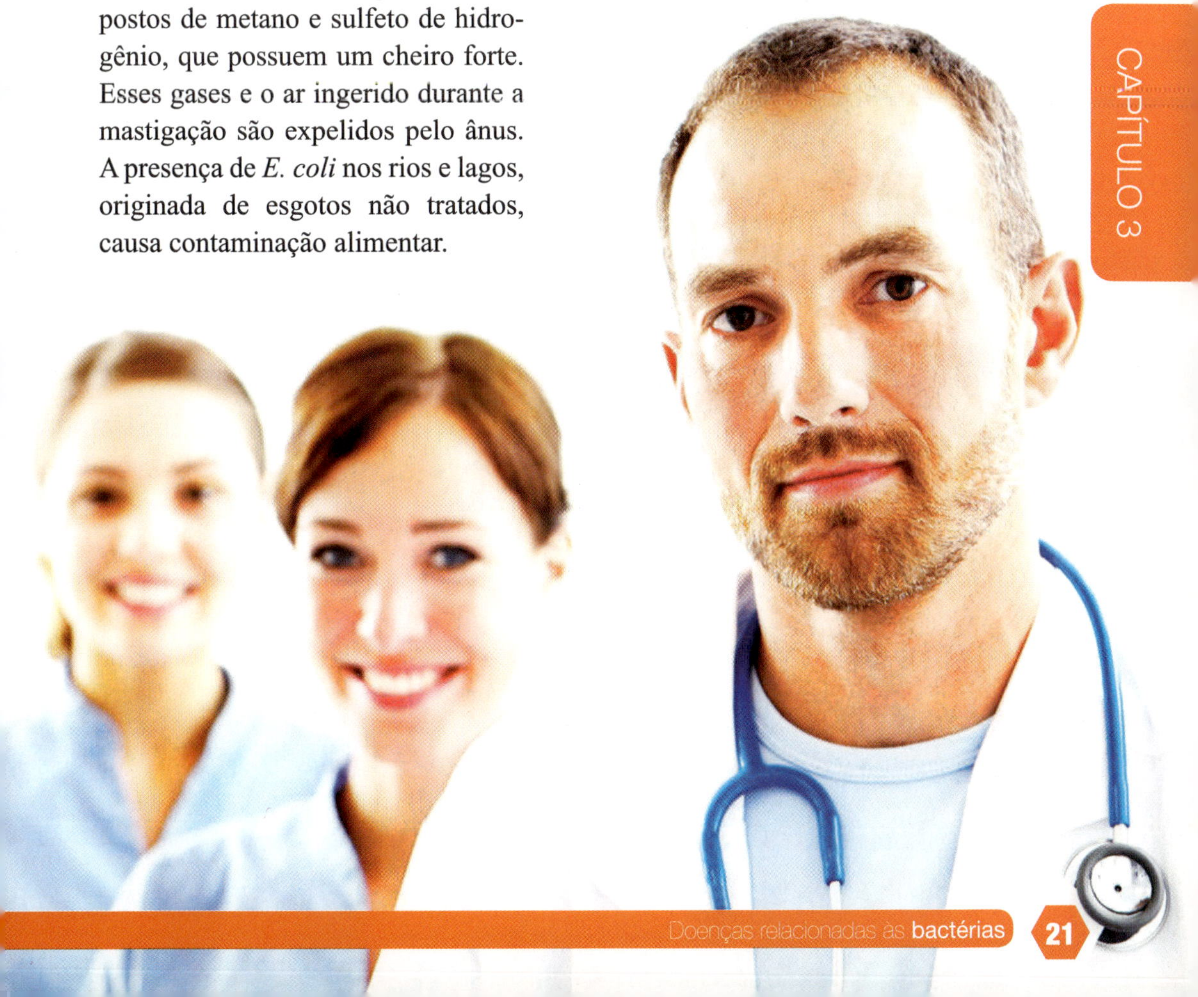

DOENÇAS DO SISTEMA DIGESTIVO

Entre as inúmeras manifestações que podem ser causadas por bactérias no sistema digestivo apresentamos as mais comuns e mais agressivas.

Inflamação Intestinal

As doenças inflamatórias intestinais são um conjunto de ocorrências que atingem o intestino delgado e o cólon. São chamadas de colite colagenosa, colite isquêmica, colite linfocítica, síndrome de Behçet, doença de Crohn ou colite ulcerativa. De maneira geral, todas apresentam sintomas, como: dor abdominal, diarreia, vômitos, perda de peso ou crises associadas com a artitre. Essas doenças; causam uma inflamação destrutiva, em forma contínua, nas paredes do cólon e do reto.

Não existe causa conhecida para essas doenças; a teoria mais provável é a presença de um micro-organismo pouco patogênico que interfere na imunidade dos órgãos.

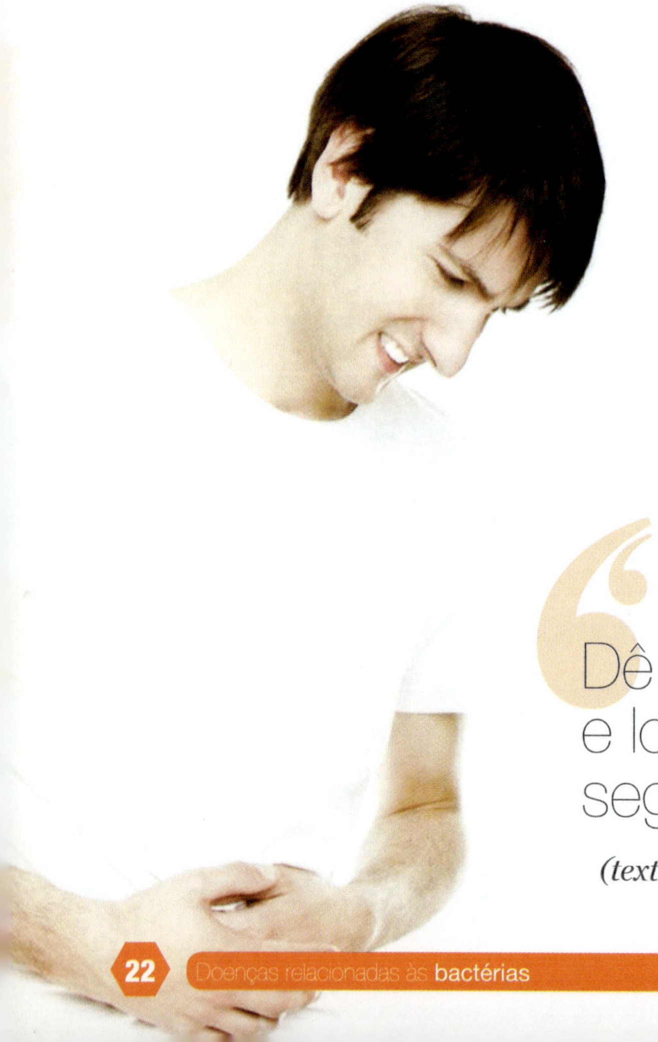

Úlcera do Estômago

A úlcera no estômago, no duodeno ou ainda do esôfago é uma lesão na mucosa da parede desses órgãos, que pode atingir os vasos sanguíneos. Os sintomas mais comuns são a dor estomacal, náuseas, vômitos e fezes muitas escuras e mal cheirosas. A ulcera é causada pela ação da bactéria *Helicobacter pylori*, que anula a proteção da mucosa da ação do ácido clorídrico e das enzimas que processam os alimentos. Sem a proteção da mucosa as paredes dos órgãos são atacadas pelo suco gástrico, causando a lesão.

"Dê alimento a um gato e logo aparece um segundo."

(texto budista)

Duodenite

A duodenite é uma inflamação do duodeno, a porção inicial do intestino delgado, que pode ser aguda ou crônica. Pode ser causada por infecção pela bactéria *Helicobacter pylori*, por infecções virais, secreção de suco gástrico do estômago, alguns fármacos, consumo de bebidas alcoólicas e estresse. O sintoma mais evidente é a dor abdominal.

Câncer do Estômago

O câncer no estômago é a forma mais agressiva de lesão nesse órgão. O câncer surge em consequência da infecção crônica e prolongada pela bactéria *Helicobacter pylori*, ocasionando a degeneração da mucosa. Outros fatores que também podem motivar a doença são o histórico familiar, o tabagismo e dietas ricas em nitratos, sal e gorduras. O câncer no estômago atinge duas vezes mais homens que mulheres e se manifesta mais comumente na terceira idade.

Gastrite

A gastrite é uma inflamação da mucosa gástrica que apresenta como sintomas dor no ventre, vômitos, hemorragia, náuseas e mal-estar. As crises podem ocorrer após a ingestão de alimentos específicos, por pessoas que têm sensibilidade aumentada, ao comer após fortes emoções, comer com rapidez e comer quando o indivíduo está muito cansado. Mastigue bem os alimentos e coma com calma e falando pouco. O excesso de tabaco, álcool e alimentos condimentados também causa crises de gastrite. Não fique mais de três horas sem se alimentar. Não coma com exagero antes de deitar.

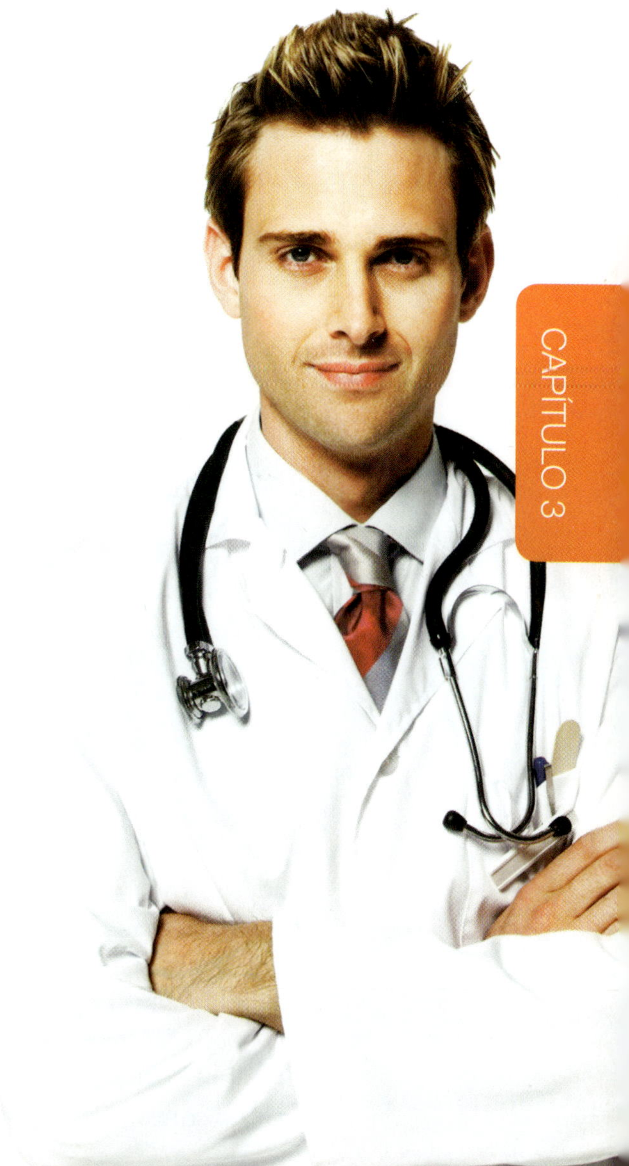

Quando a dieta está errada, a medicina é inútil. Quando a dieta está certa, a medicina é desnecessária."

(provérbio Ayurveda)

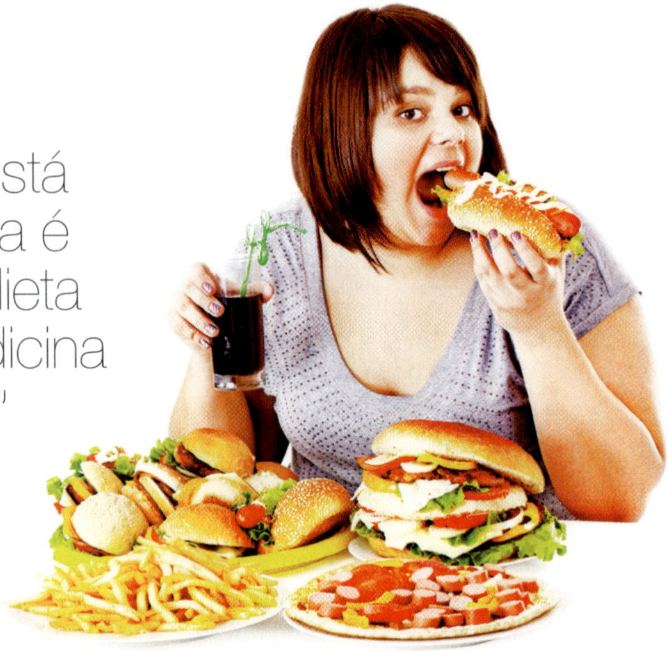

ALIMENTOS QUE DEVEM SER EVITADOS PARA PESSOAS QUE SOFREM DE GASTRITE:

- Alimentos gordurosos e frituras em geral;
- Feijão e outras leguminosas;
- Salsicha, linguiça, carne de porco, carnes gordas, patês, mortadela, presunto, bacon, alimentos enlatados e em conserva;
- Temperos (vinagre, pimenta, molho inglês, massa de tomate, molhos industrializados, catchup, mostarda, caldos concentrados ou molho tártaro) e picles;
- Pepino, tomate, couve, couve-flor, brócolis, repolho, pimentão, nabo e rabanete;
- Frutas secas e cristalizadas;
- Frutas ácidas (laranja, limão, abacaxi, morango, pêssego, damasco, cereja ou kiwi);
- Doces concentrados (doce de leite, cocada, goiabada, marmelada, pé-de-moleque, geleia ou compotas);
- Frutas oleaginosas (nozes, avelã, castanha de caju e castanha-do-pará, coco, amêndoa, amendoim e pistache);
- Bebidas alcoólicas e gasosas;
- Café, chá-preto, mate e chocolate.

ALIMENTOS RECOMENDADOS PARA O PACIENTE DE GASTRITE:

- Carnes magras desfiadas, picadas, moídas, ensopadas, cozidas, assadas e grelhadas;
- Queijo branco e magro, requeijão light ou ricota;
- Mel e geleia;
- Leite, queijo fresco ou ricota;
- Pães brancos, bolachas tipo maria, maizena e água e sal;
- Pão francês sem miolo, pão integral ou de centeio;
- Torrada, bolacha de água e sal, bolacha de fibras;
- Chá de camomila, erva-doce, erva-cidreira, melissa ou espinheira-santa;
- Sopas magras;
- Arroz e macarrão simples;
- Batata, mandioca e mandioquinha cozidos;
- Ovos cozidos, pochês e quentes;
- Verduras e legumes bem cozidos;
- Gelatina, sagu, manjar, pudim (sem farinha), cremes e frutas cozidas (em pequena quantidade);
- Frutas (exceto as mencionadas entre as não recomendadas);
- Cereais: farelo de trigo, gérmen de trigo, aveia e granola;
- Temperos: sal, tempero verde, azeite de oliva, shoyo, orégano, ervas finas.

"No pão há mais propriedade nutritiva do que em qualquer outro alimento."

(Celso)

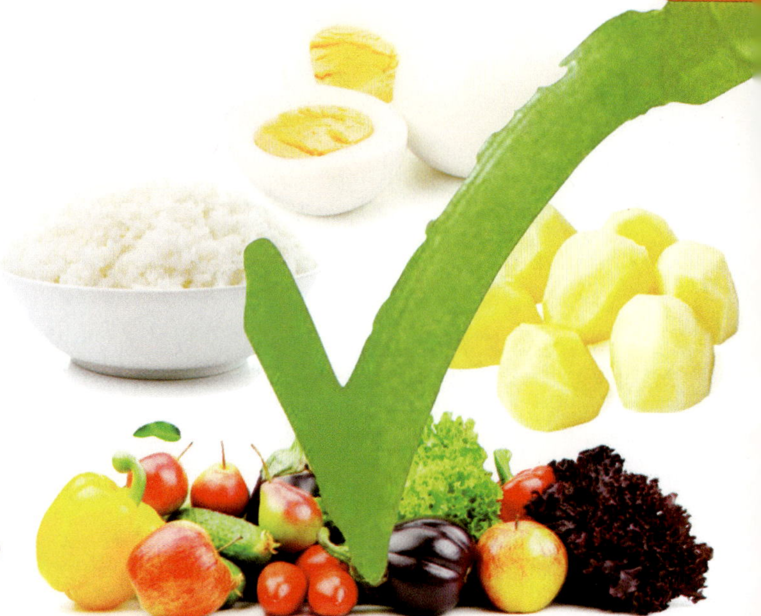

Como evitar a contaminação por bactérias

Evite a contaminação pelas bactérias com a correta manipulação e conservação dos alimentos

O cuidado com a compra, conservação e manipulação dos alimentos é uma ação importante para evitar a contaminação por bactérias. Apresentamos como manter a qualidade e a segurança dos alimentos, especialmente os ovos. Indicamos também como comer em segurança em self-service, como lavar as mãos, como deve ser a higiene na manipulação dos alimentos e como evitar a contaminação nos reservatórios de água domésticos.

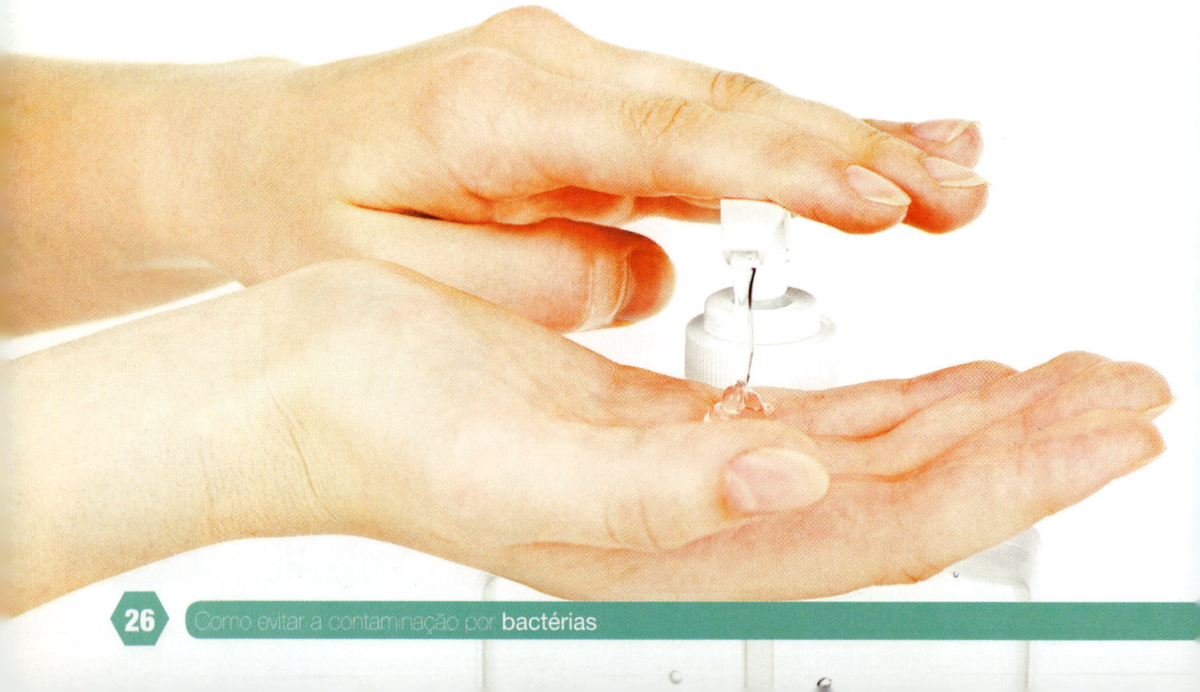

Qualidade e Segurança na Alimentação

Um bom prato, com ingredientes apetitosos e boa aparência, pode esconder alguns perigos. Micróbios, agrotóxicos e sujidades podem estar presentes nos alimentos e ocasionar sérios riscos à saúde, como intoxicações e, que tem como sintomas: febres, náuseas e diarreias e, em casos extremos, podem levar até a morte. Essas situações são muito comuns e, com frequência, a imprensa noticia pessoas passando mal por terem ingerido alimentos contaminados ou deteriorados.

Essas situações desagradáveis podem ser evitadas e a saúde de sua família preservada se você tomar como norma na compra, preparação e conservação dos alimentos algumas medidas simples e rotineiras, mas de muita importância.

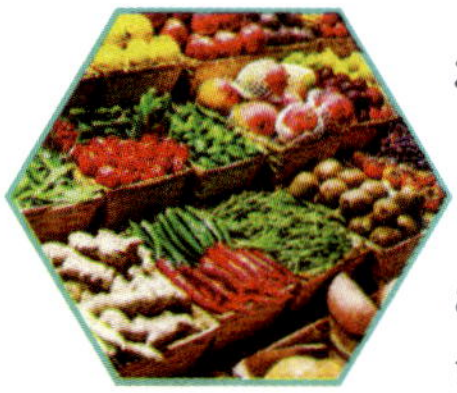

Cuidado com as compras

Escolha bem os alimentos "in natura", como frutas, verduras e legumes. Atente para a cor, a consistência, o estado da casca, a presença de amassados e perfurações. Só compre carnes e aves em locais de confiança, que tenham refrigeração adequada e façam os cortes na sua frente. Não compre carnes ou aves que são abatidas de forma clandestina. Nos alimentos industrializados, cuidado com as embalagens, refrigeração e prazos de fabricação e validade.

"Ninguém pode escrever a vida de um homem a não ser que tenha comido, bebido e convivido com ele."
(Samuel Johnson)

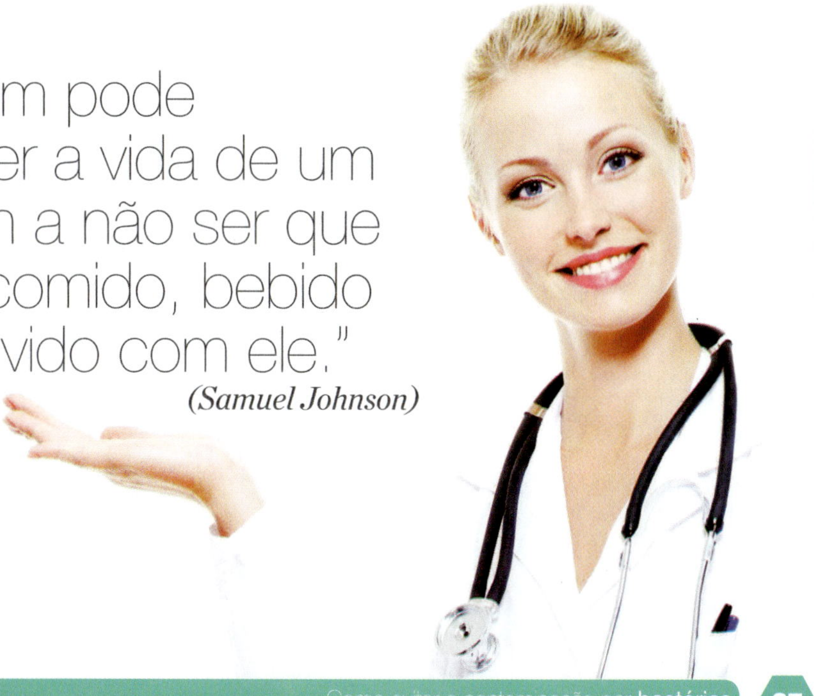

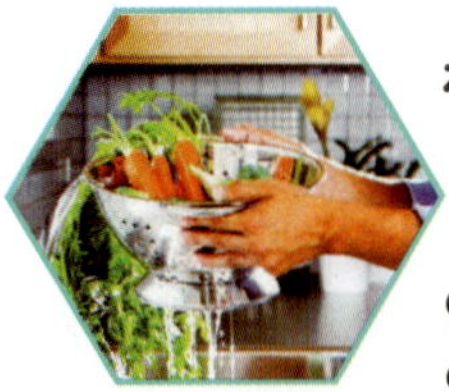

↗ *Lave bem os alimentos*

Antes de começar a manipular os alimentos, faça uma higiene correta. Lave bem as frutas e legumes, antes de cortar ou comer. Verduras devem ser lavadas folha por folha, retirando partes machucadas ou queimadas.

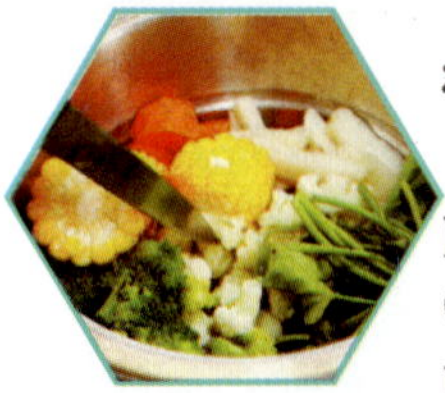

↗ *Cozinhe bem*

Carnes, aves e peixes devem ser cozidos em temperatura superior a 70 graus, para eliminar a maioria dos micro-organismos.

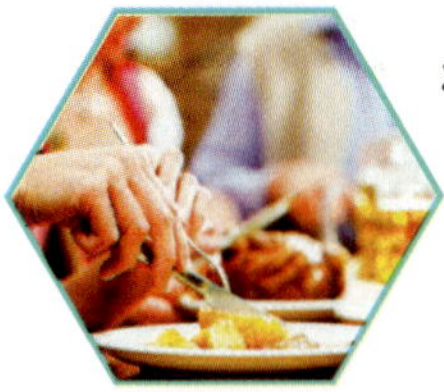

↗ *Consuma imediatamente os alimentos cozidos*

Quando a comida cozida esfria à temperatura ambiente, os micróbios começam a proliferar, convém consumir os alimentos imediatamente após o cozimento.

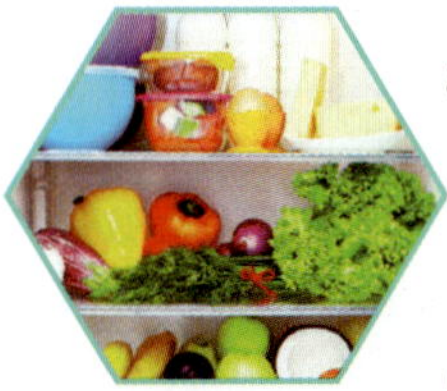

↗ *Armazene sobras com cuidado:*

Calcule bem a quantidade de alimentos para cada refeição. Se houver sobras, guarde-as na geladeira.

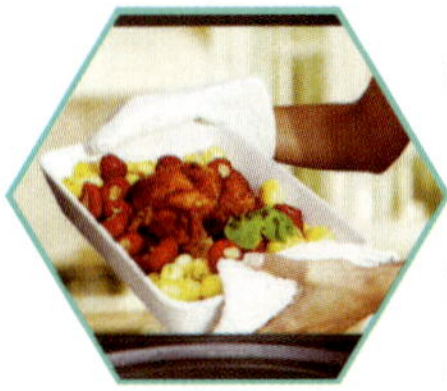

↗ *Reaqueça bem os alimentos:*

Aqueça muito bem os alimentos que foram gelados. Mexa para que o alimento atinja a temperatura por igual. Jogue fora alimentos com alteração de cor, cheiro ou consistência.

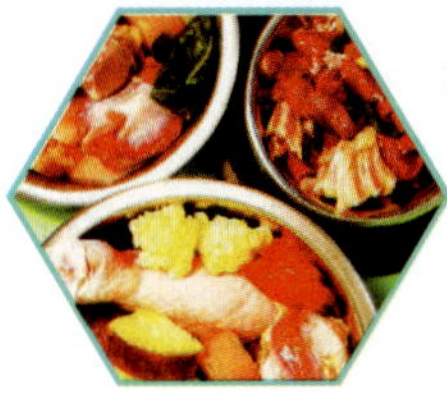

↗ *Evite o contato entre alimentos crus e cozidos:*

Ao cortar os alimentos, utilize facas, garfos, colheres e tábuas de corte diferentes ou, ao mudar de alimento, lave bem os utensílios. Não use tábuas de madeira e colheres de pau.

> "Os micróbios começam a proliferar na comida cozida quando ela esfria à temperatura ambiente — por isso, consuma os alimentos logo após o cozimento."

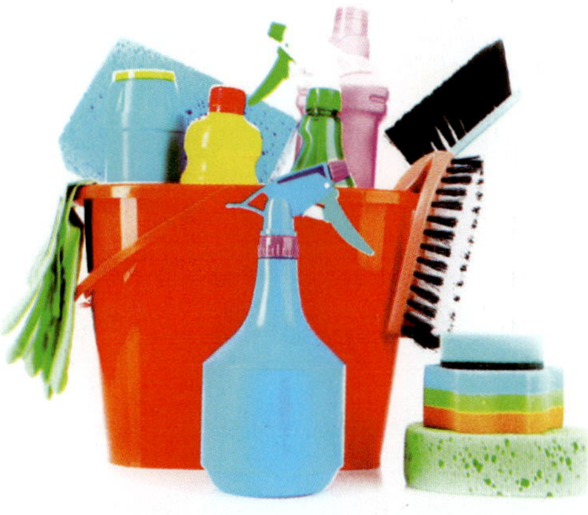

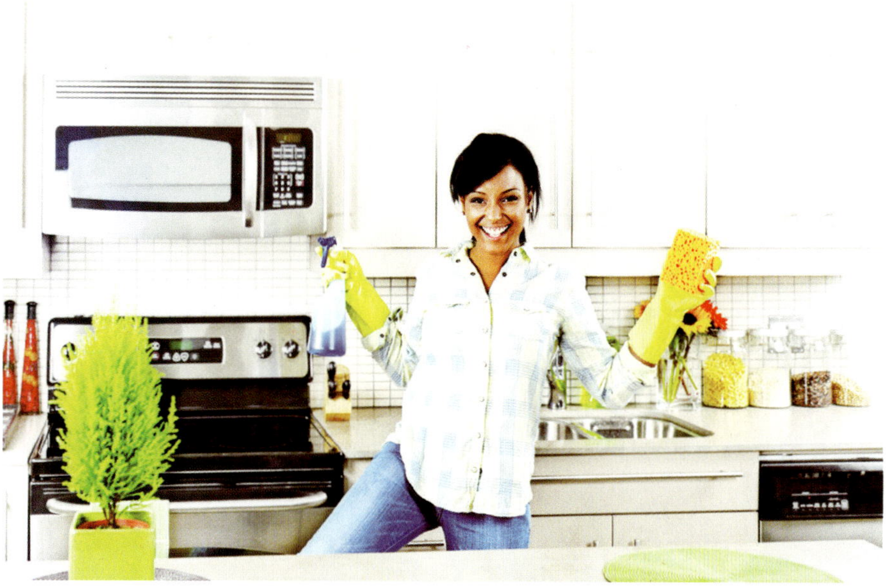

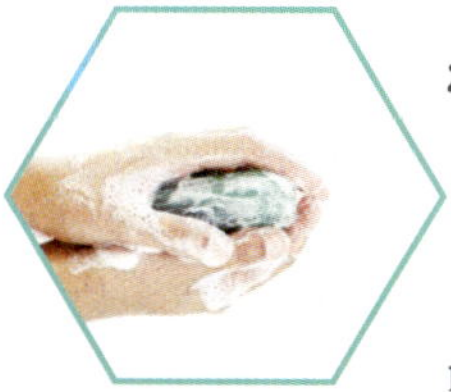

Lave as mãos com frequência:

Lave bem as mãos antes de manipular os alimentos: quando trocar de alimento manipulado, quando manusear temperos ou farinhas e, principalmente, quando interromper o preparo (para ir ao banheiro ou mexer no cesto de lixo).

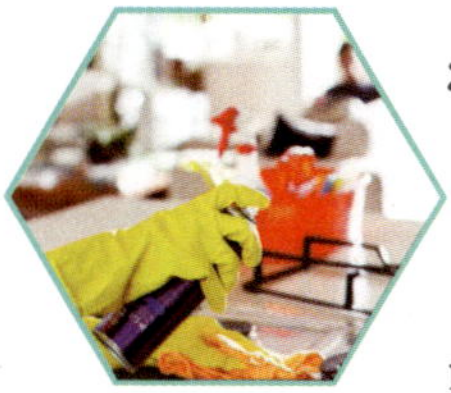

Mantenha a cozinha sempre limpa:

Como os alimentos se contaminam com muita facilidade, é importante manter as áreas de manipulação sempre limpas. Panos de louça devem estar secos, mantidos esticados e ser trocados todos os dias.

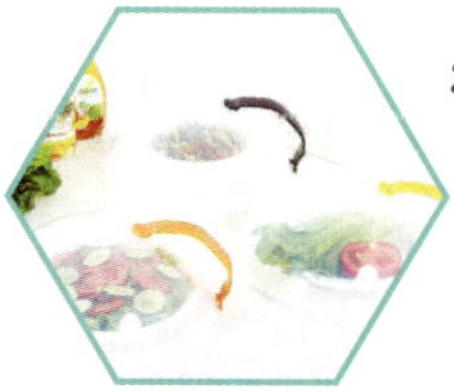

Proteja os alimentos de insetos e animais:

Mantenha a cozinha limpa e arejada, para evitar a atração de insetos e roedores. A cozinha não é lugar para animais de estimação. Guarde os alimentos em vasilhas bem fechadas.

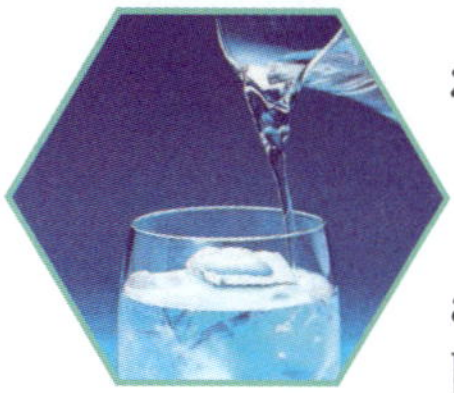

Utilize água potável:

Sempre use água potável para beber ou para preparar alimentos. Ferva a água, em caso de suspeita.

Com essas ações rotineiras você estará se alimentando com mais segurança e com mais qualidade.

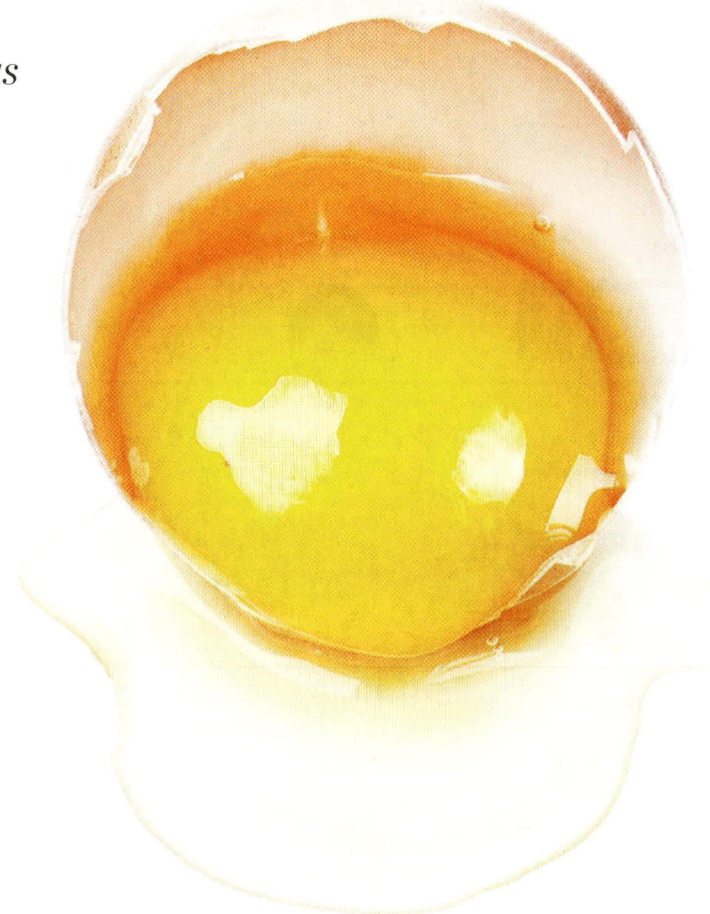

OS CUIDADOS NO CONSUMO DE OVOS

Um alimento muito comum em nossas mesas é ovo de galinha. Gostoso, nutritivo, barato e de consumo regular, o ovo é um dos alimentos mais perfeitos da natureza, tanto por ser rico em proteínas como por sua forma: sua casca é uma barreira eficaz de proteção.

Mas essa fonte de nutrição requer alguns cuidados importantes. O principal deles é: nunca consuma o ovo cru! A razão é uma bactéria chamada *Salmonella*, que pode estar presente nos órgãos internos das aves e de outros animais. Assim, a contaminação pode acontecer através das aves poedeiras (galinhas, patas, codornas etc.) e pela casca.

A *Salmonella* pode ocasionar a salmonellose, uma doença que provoca diarreia, dores de cabeça, febre, dores abdominais e até casos fatais. As vítimas mais frequentes são as pessoas mais jovens, doentes ou idosas. Como esse tipo de contaminação é muito alto nas aves e nos ovos é interessante tomar algumas atitudes para evitar esse risco. Podemos localizar três situações diferentes: a compra dos ovos, o armazenamento em casa e o preparo para o consumo.

↗ *Compra*

Na hora da compra escolha os ovos um a um, evite os quebrados, rachados ou com sujidades aderidas à casca. Ovos molhados também não são recomendados, pois, se o fornecedor lavou as unidades em temperatura mais baixa do que a dos ovos, a água poderá penetrar pelos poros da casca e contaminá-los.

Verifique também a estocagem no local de venda. Os ovos devem estar protegidos contra choques mecânicos, luz e calor excessivo. Tudo isso pode alterar as condições do alimento, mesmo que tenha boa aparência. Os ovos devem ser transportados em embalagens adequadas. Evite colocá-los em saco plásticos ou de papel.

Compre somente o necessário para, por exemplo, uma semana de uso. E não se esqueça de verificar o prazo de validade.

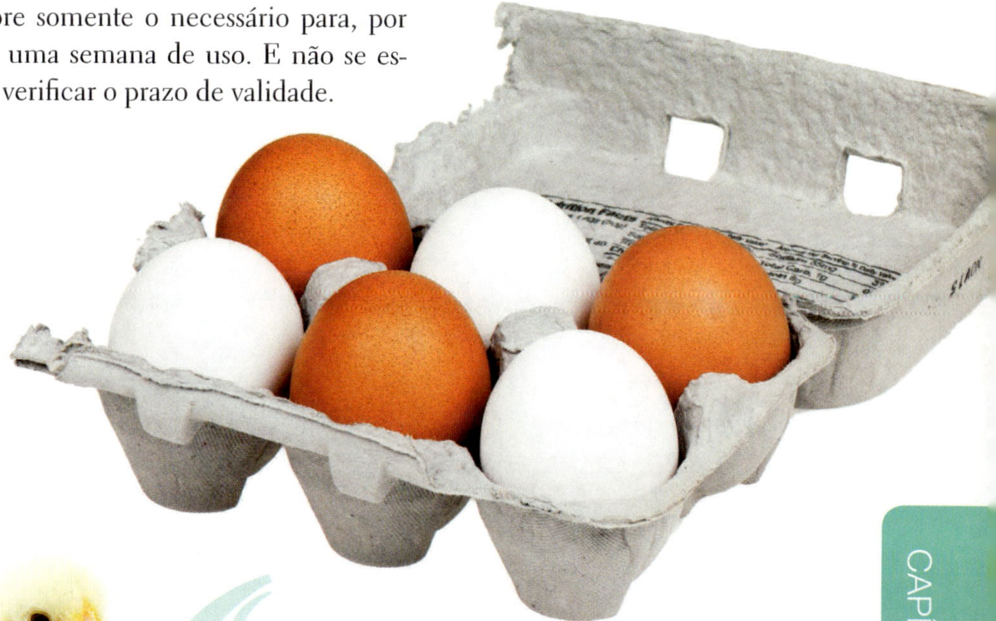

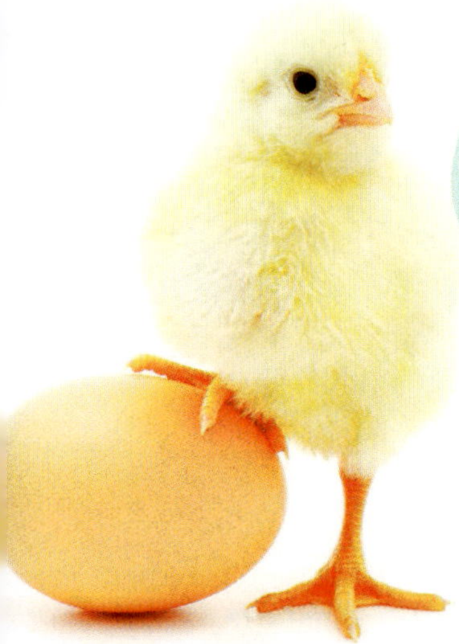

"Preserve e trate a comida como se fosse o seu corpo, pois com o tempo, o que você come se tornará o seu corpo."

(B. W. Richardson)

Armazenamento

Procure armazenar os ovos em geladeira, no máximo até 14 dias. Em temperatura ambiente, até no máximo 26ºC, o consumo pode ser realizado em até 7 dias. Não reutilize as embalagens de transporte e muito menos para outras finalidades, pois podem estar contaminadas. Antes de guardar os ovos, retire os quebrados, rachados ou sujos. Procure separar os novos das unidades compradas anteriormente. Na dúvida jogue fora os mais antigos. Não lave os ovos para armazená-los. Se os ovos não forem guardados em refrigeração, deixe-os em local arejado, longe de umidade, limpos e distantes de fontes de calor ou aquecimento.

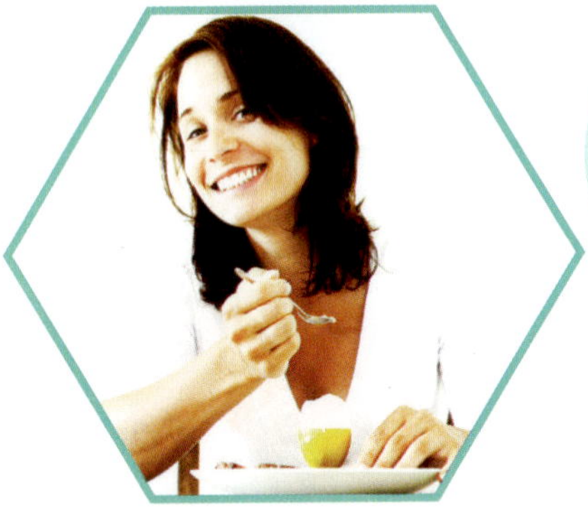

"Elimine as bactérias dos ovos fritando-os muito bem; evite deixar as gemas moles."

Consumo

Mais uma vez recomendamos: nunca consuma ovos crus! A bactéria *Salmonella* pode estar presente no alimento, mas ela é facilmente eliminada pelo calor. Assim, os ovos devem ser cozidos para depois serem consumidos.

Lave os ovos em água potável, um a um, somente antes do uso. Quebre-os um a um separadamente e evite misturar a casca com o seu conteúdo.

Não prepare ovos fritos ou pochês com gemas "moles". Frite-os ou cozinhe-os muito bem, até que a gema e a clara estejam bem duras. Quando estiver preparando ovos cozidos deixe-os no fogo por sete minutos após a fervura. Assim o alimento estará recebendo calor de maneira igual e eliminando as bactérias. Prepare maioneses com ovos cozidos ou, de preferência, consuma a maionese industrializada, que utiliza, em seu processo de fabricação, ovos desidratados ou pasteurizados. Por isso, fuja das famosas maioneses de festas e de restaurantes, pois o ovo cru como ingrediente e o tempo excessivo de exposição, em temperatura ambiente, podem causar efeitos desagradáveis. No caso de empanados (dorê ou à milanesa), bolos, doces e bolinhos à base de ovos, procure mantê-los em cocção em 74ºC de temperatura. Mousses e glacês também não podem ser preparados com ovos crus.

Todas essas orientações são necessárias pela grande quantidade de aves contaminadas pela *Salmonella* no Brasil. Acrescentando essas atenções na rotina do dia a dia você poderá consumir ovos com segurança e qualidade.

HIGIENE PESSOAL NA MANIPULAÇÃO DE ALIMENTOS

Uma das principais causas de contaminação dos alimentos é a má higiene pessoal do manipulador. Muitas vezes se escolhem ingredientes atrativos e utensílios sofisticados para preparar um prato, mas a rotina de higiene pessoal é deixada de lado. Assim, expomos alguns procedimentos e cuidados necessários para que seu delicioso preparado não se torne uma perigosa infecção alimentar.

↗ *Água*

O princípio é a água: utilize-a correta e abundantemente; lave as mãos, com sabão neutro, antes de começar a pegar os alimentos in natura, enxágue bem, seque em um pano de louça limpo e seco ou em tolhas de papel. Lave as mãos novamente toda vez que for manipular alimentos diferentes. Lave também os utensílios que for utilizar - facas, garfos, colheres ou tábuas de corte - toda vez que for manipular outro alimento. Retire o excesso de água de sua pia, com um pequeno rodo, com frequência.

Após colocar os ingredientes em um prato, em uma panela ou em uma travessa para cozimento ou fervura, jogue fora os excedentes dos alimentos manipulados, lave sua pia e retire o excesso de água. Lave as mãos e seque-as. Ao acompanhar o cozimento, utilize uma colher limpa e, se quiser provar, coloque um pouco na mão, nunca prove com a própria colher. Confirmado o sabor adequado, lave suas mãos novamente.

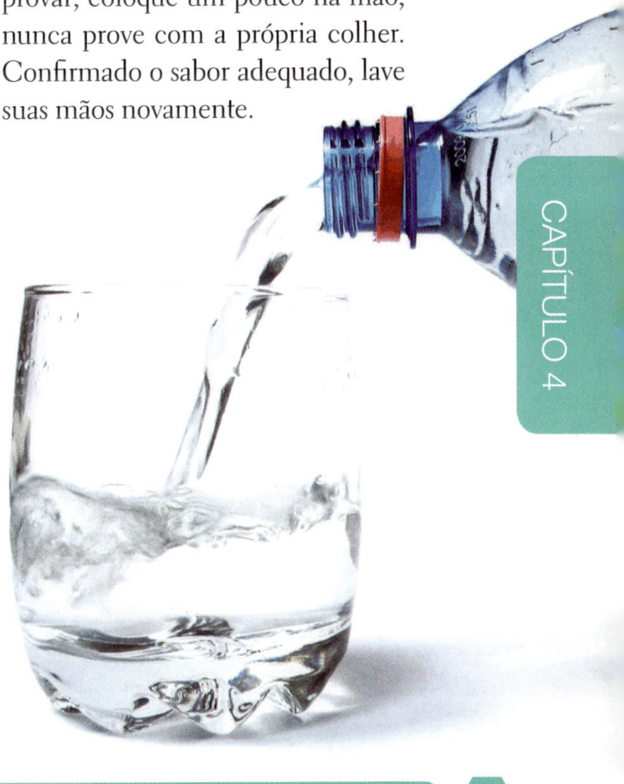

Unhas

É claro que você gosta de pintar as unhas e para isso gosta de deixá-las um pouco grandes, mas o espaço entre a pele a as unhas pode acumular sujidades, micro-organismos e até pequenos segmentos de sabão, que podem ser transferidos para seus alimentos no ato da manipulação. O esmalte também pode se desprender. Para evitar isso é interessante manter as unhas cortadas e sem nenhuma coloração.

Cabelos

A preparação de um bom prato não combina com cabelos soltos. Amarre seus cabelos para trás e, para maior segurança, utilize uma touca. Assim você evita os indesejáveis fios que podem aparecer num prato pronto, como também, quando estiver manipulando os alimentos, ter que ajeitar mechas rebeldes. O cabelo preso também pode diminuir as gotas de suor que costumam acumular em sua testa.

Aventais

Não seque suas mãos no avental, apesar de mais prático e rápido, pois ele pode estar úmido e conter pequenos detritos dos alimentos que você manipulou. Você acaba sujando as mãos, em vez de secá-las. Seu avental evita que suas roupas molhem ou sujem, mas não poderá ajudar se estiver muito úmido. Tenha um de reserva e coloque-o para lavar com frequência.

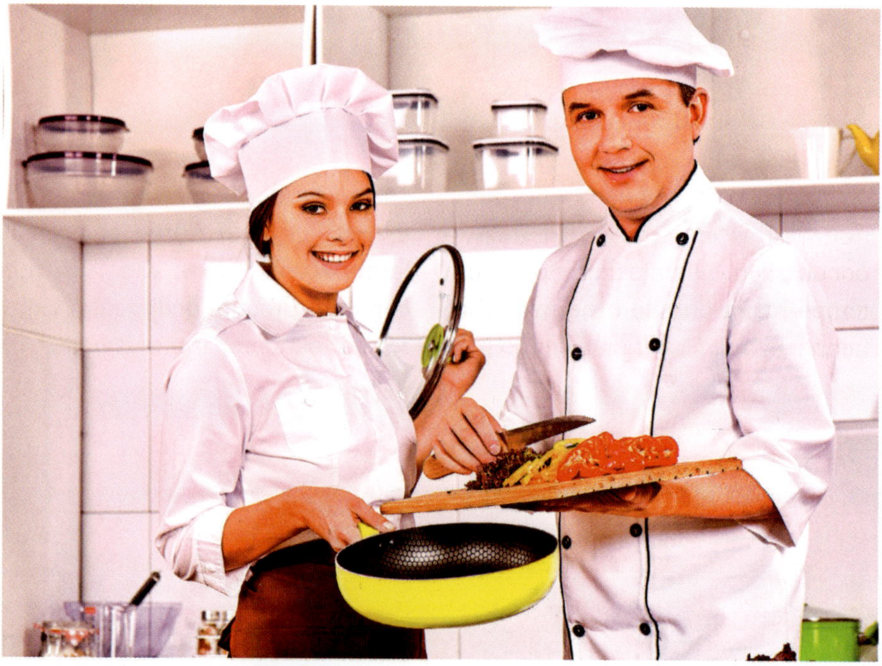

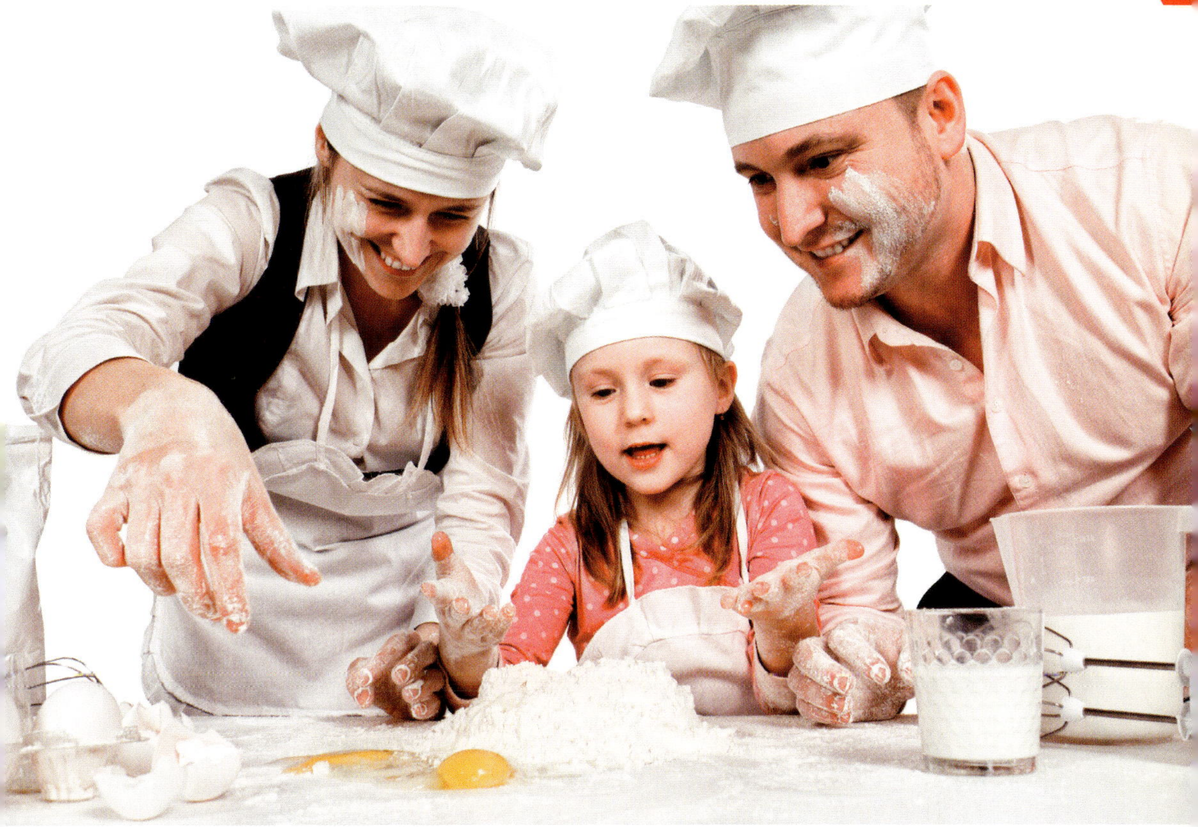

Tempo

Muitos pratos requerem um tempo determinado de cozimento ou fervura, assim você estará em contato com o vapor ou o aquecimento do fogão em um tempo maior do que o normal. Você também poderá estar preparando uma salada, legumes ou grãos, enquanto seu prato principal está na panela. Você pode sentir calor ou algum desconforto. O suor pode ser inevitável, por isso recomenda-se que deixe a cozinha por alguns momentos, vá ao banheiro e lave seu rosto, para voltar mais refrescada para seu afazer.

Prato Pronto

A preparação diária de alimentos é rotineira, muitas vezes você faz as diversas etapas da manipulação de forma automática e cada vez mais depressa. Procure dedicar um tempo regular para preparar seus pratos. Por mais comuns que sejam, eles são a base da nutrição de sua família. Assim a sua higiene pessoal tem que se tornar um item muito importante, mas que requer cuidado e vagar. Afinal são procedimentos simples e com um grande resultado: saborear uma limpa e deliciosa comida caseira!

"A necessidade de fazer refeições fora de casa exige que se tomem cuidados especiais com os alimentos que ingerimos."

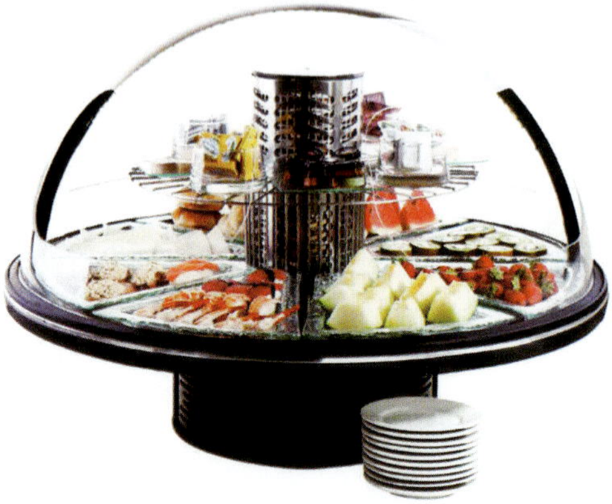

COMA COM SEGURANÇA EM RESTAURANTES SELF-SERVICE

O sistema *self-service* possibilita a escolha de uma boa variedade de saladas, grãos, carnes, massas, sobremesas e outros alimentos, deixando o cliente montar seu prato. Geralmente, o preço é de acordo com o peso do prato e pode-se comer apenas o necessário, sem desperdiçar.

Muitas vezes só se conhece o sabor ou mesmo que alimento está exposto na gôndola pela degustação. Assim, muitos consumidores têm dificuldade para escolher entre as opções apresentadas. O tempero colocado também causa transtornos, especialmente para diabéticos ou pessoas alérgicas a determinados condimentos.

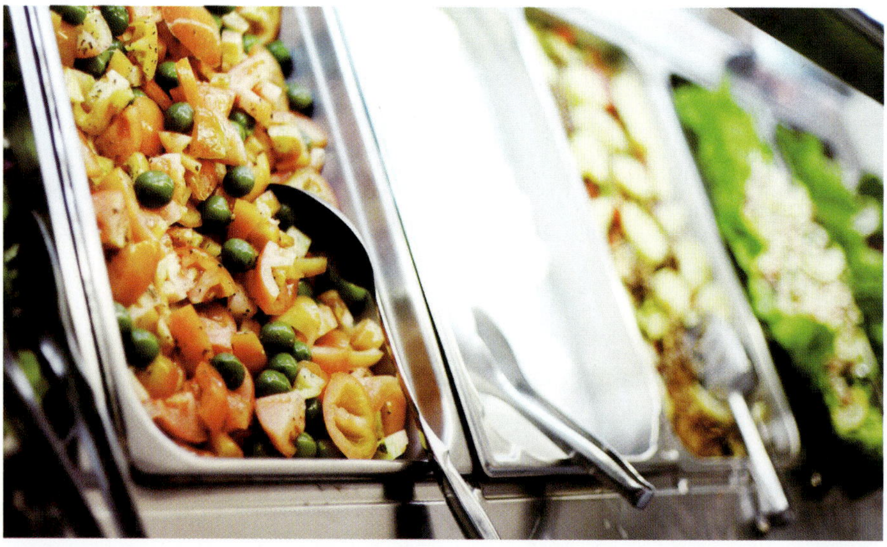

Fique atento para as seguintes situações:

- As gôndolas quentes (para a maioria dos alimentos) e frias (para saladas e sobremesas) devem estar em uma temperatura adequada (quente acima de 65ºC e frio abaixo de 10ºC), para conservar os alimentos enquanto estão expostos. Já a exposição de alimentos a temperaturas inadequadas pode afetar sua qualidade, ou seja, um alimento quente não pode estar em uma gôndola fria ou vice-versa.

- Cada alimento diferente deverá ter sua colher, garfo, faca ou pegador.

- Quanto maior a quantidade de alimento exposto em uma gôndola, se não for ao início do serviço, maior seu tempo de exposição e mais possibilidade de contaminação.

- Atente para o cheiro do alimento, ele pode indicar se a conservação do produto está comprometida.

- Carnes, massas e grãos apresentados com molhos devem estar quentes para melhor conservação; se o alimento que deveria estar conservado em temperatura elevada estiver frio estará mais suscetível a contaminação, tanto pela mudança de temperatura como pelo longo tempo de exposição.

- Tome cuidado com a maionese. Pela presença de ovos, esse prato pode estragar mais rapidamente, mesmo na temperatura adequada.

- Se for de sua conveniência, separe os alimentos em pratos diferentes.

- Os sucos devem ser preparados na frente do consumidor.

- Os temperos devem estar tampados e colocados em uma área arejada longe da temperatura de conservação das gôndolas.

- O peso da louça deve ser descontado para a composição do valor final.

O sistema *self-service* é muito prático e rápido, especialmente para quem sai do trabalho para almoçar, mas, mesmo assim, escolha os alimentos e coma com calma. Selecione alimentos leves e digestivos. Coma frutas e mastigue bastante. Uma boa alimentação vai satisfazê-lo e suprir seu organismo.

> "Tome cuidado com os talheres: cada alimento no restaurante self-service deve ter seus próprios talheres ou pegadores para você se servir."

UM ATO SIMPLES, MAS FUNDAMENTAL: LAVAR AS MÃOS

As partes de nosso corpo que ficam diretamente em contato com os alimentos são as mãos. Isso quer dizer que as mãos são o principal transporte para bactérias e micro-organismos. Vale ressaltar também que a maior incidência de contaminação hospitalar poderia ser evitada pela simples prática de se lavar as mãos. Assim, elas devem estar sempre limpas, a começar mantendo as unhas curtas e sem esmalte.

A limpeza das mãos deve ser feita em vários momentos em que se estiver manipulando o alimento. É evidente que a primeira providência antes de pegar os ingredientes é lavar as mãos, assim como antes de colocar luvas; se mexer nos cabelos, se tossir ou espirrar; se mexer em objetos estranhos ao preparo do alimento; antes e depois de ir ao banheiro; depois de mexer ou recolher o lixo e se notar sujeira visível nas mãos. Mantenha sempre próximos da pia onde se faz a higiene das mãos: detergente líquido neutro e uma escovinha.

> A limpeza das mãos deve ser feita em vários momentos em que se estiver manipulando alimentos."

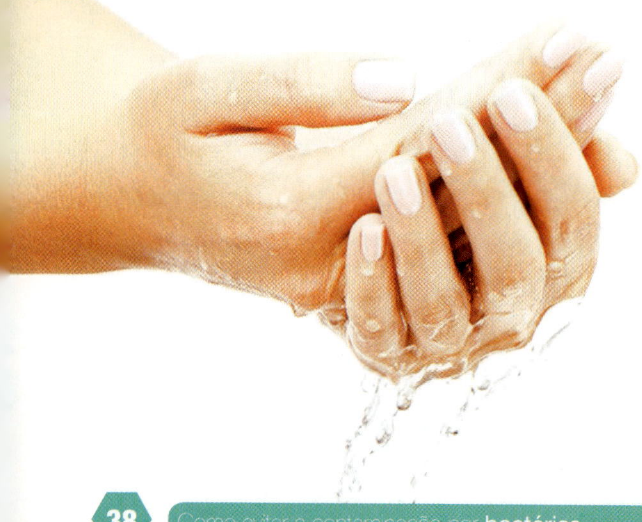

As mãos devem ser lavadas da seguinte maneira:

Coloque o detergente líquido nas mãos; espalhe-o; escove as unhas com uma escovinha, retirando acúmulos e sujidades embaixo da unha e na cutícula; esfregue com energia as palmas, os dorsos, as articulações, os punhos, os espaços entre os dedos, as pontas dos dedos, os punhos. Finalmente, enxugue bem com papel toalha.

Repita a operação todas as vezes em que for necessário. A espuma do sabão deve cobrir toda a superfície das mãos e dos dedos, por pelo menos quinze segundos. Lave as mãos também quando terminar a preparação dos alimentos e antes de servir a mesa e de comer.

O ABASTECIMENTO E A CONTAMINAÇÃO DA ÁGUA

Muito se tem discutido sobre o abastecimento de água potável na cidade de São Paulo. Os investimentos e obras não realizados pela Sabesp têm sido uma das causas da limitação da capacidade dos reservatórios existentes. É evidente que a população cresce, a quantidade de chuvas é menor, a água tem que ser captada de bacias cada vez mais distantes, o desmatamento interfere no ciclo natural das chuvas e a poluição envenena os rios, as fontes e o lençol freático. Todos esses fatores contribuem para que cada vez mais a água potável se torne um bem natural escasso.

Assim é importante, além de saber usar com mais critério e economia, perceber o quanto a água potável pode interferir em nossa saúde. Afinal, segundo dados da Organização Mundial da Saúde (OMS), 80% das doenças que ocorrem no terceiro mundo são ocasionadas pela contaminação da água. Sabe-se também que, a cada ano, 15 milhões de crianças de 0 a 5 anos morrem direta ou indiretamente pela falta ou deficiência dos sistemas de saneamento básico. Apenas 30% da população mundial tem acesso à água tratada. Esses dados confirmam que a água, sem tratamento ou poluída, é um importante veículo na transmissão

"Além de aprender a usar a água potável com mais critério e economia, é importante perceber o quanto ela pode interferir em nossa saúde."

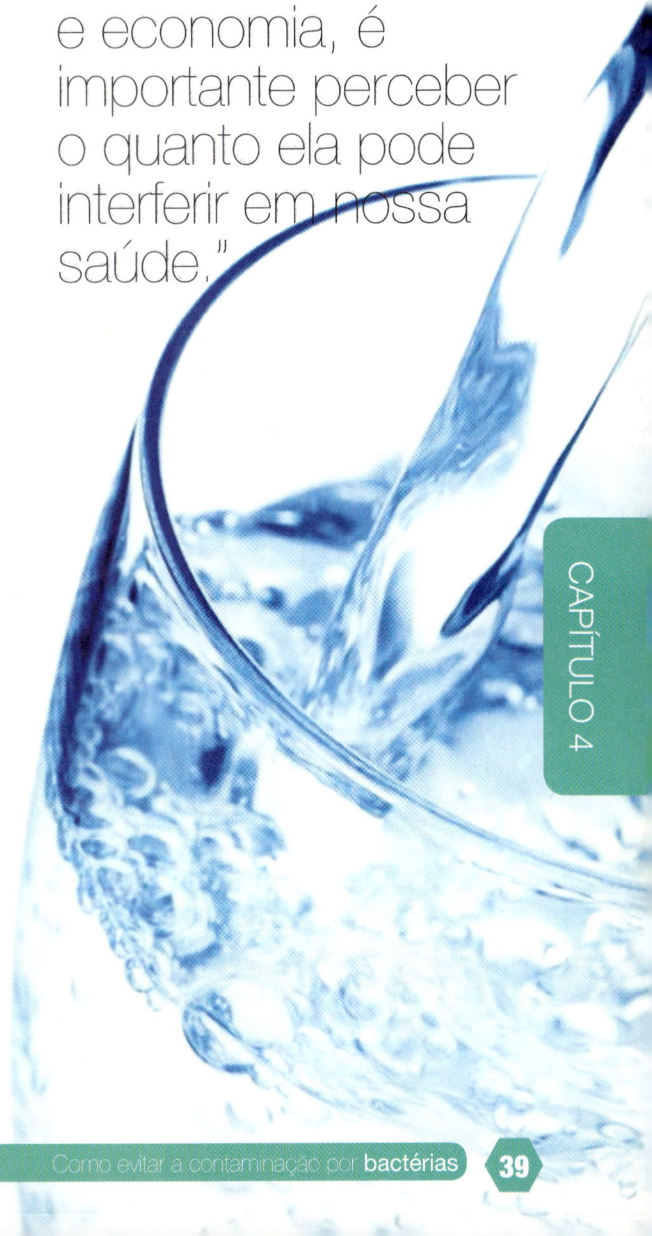

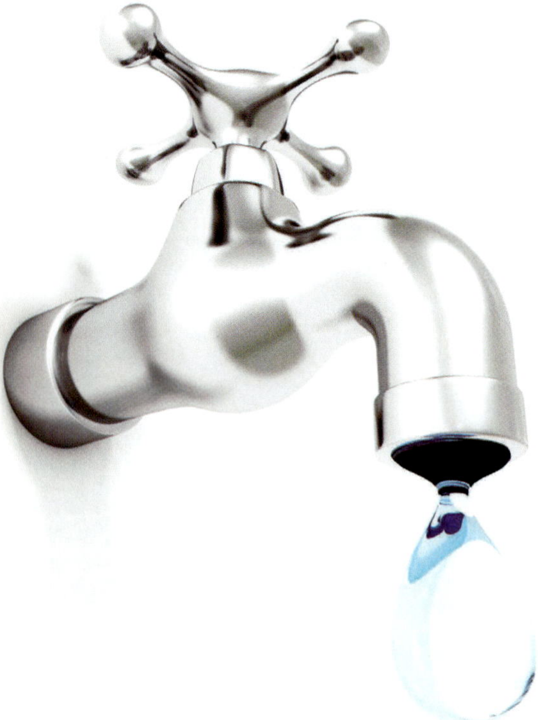

"Em geral dá-se com o alimento espiritual o mesmo que com o corporal: apenas a quinquagésima parte daquilo que se absorve é assimilada."
(Arthur Schopenhauer)

de doenças. Os micro-organismos patogênicos atingem a água através dos excrementos do ser humano ou de animais infectados, causando principalmente complicações no aparelho intestinal. Essas doenças podem ser causadas por bactérias, vírus, helmintos ou protozoários. As moléstias causadas pela ingestão de água contaminada são, por exemplo: cólera, hepatite, salmonelose, leptospirose, gastroenterite, febre tifoide ou disenteria bacilar. Já o contato com a água contaminada pode ocasionar: tracoma, verminoses (tendo a água como um estágio do ciclo), esquistossomose ou escabiose. Convém também lembrar que vários insetos que se desenvolvem na água podem transmitir algumas doenças endêmicas, como a dengue, a febre amarela, a filariose e a malária.

É evidente que todo esse quadro pode ser evitado com o tratamento adequado da água potável disponível. Esse processo é feito com a desinfecção com cloro, que extermina os organismos patogênicos presentes. Outros métodos convencionais utilizados são a coagulação, a sedimentação e a filtração rápida. Também é adicionado no sistema de tratamento o flúor, responsável por reduzir em até 60% a incidência da cárie dentária na população atendida.

RESERVATÓRIOS E CAIXAS D'ÁGUAS DOMICILIARES

Se existe a preocupação em tratar e distribuir a água dentro de rigorosos padrões de potabilidade, esta termina com a entrada no reservatório domiciliar. Com a irregularidade do sistema de distribuição e as variações das vazões criou-se a necessidade da colocação de caixas-d'água em casas, prédios comerciais e indústrias. Mas essa ação também criou um local potencialmente propício à contaminação. A grande verdade é que grande parte das reclamações sobre a qualidade da água consumida diariamente tem que ser creditada às condições da caixa-d'água domiciliar e dos encanamentos de distribuição interna.

Por isso, é fundamental que as caixas-d'água sejam limpas e desinfetadas pelo menos duas vezes por ano, ou ainda em algumas situações especiais, como: após o término da construção ou colocação de equipamentos novos; depois de qualquer reparo interno ou sempre que houver qualquer evento de poluição do recipiente. Convém chamar empresas especializadas, que tenham técnicos e operadores responsáveis para realizar esse trabalho. Os reservatórios e caixas-d'água devem permanecer tampados. É preciso verificar as condições da boia e dos encanamentos que saem dos recipientes. Recomenda-se a troca dos encanamentos de ferro por de material plástico (PVC), pois os de ferro são responsáveis pelo desprendimento de ferrugem e partículas metálicas comuns pela idade desses condutores.

Mas se a limpeza em residências e condomínios é mais que necessária, o que se deve exigir de estabelecimentos que produzem, manipulam e comercializam alimentos? Evidente que um rigor ainda maior. Tanto que o poder público, especialmente as prefeituras, deveria promover uma fiscalização constante nesses locais. Quantos surtos ou intoxicações alimentares foram causados

"O correto e seguro armazenamento da água potável deve ser uma preocupação de todos."

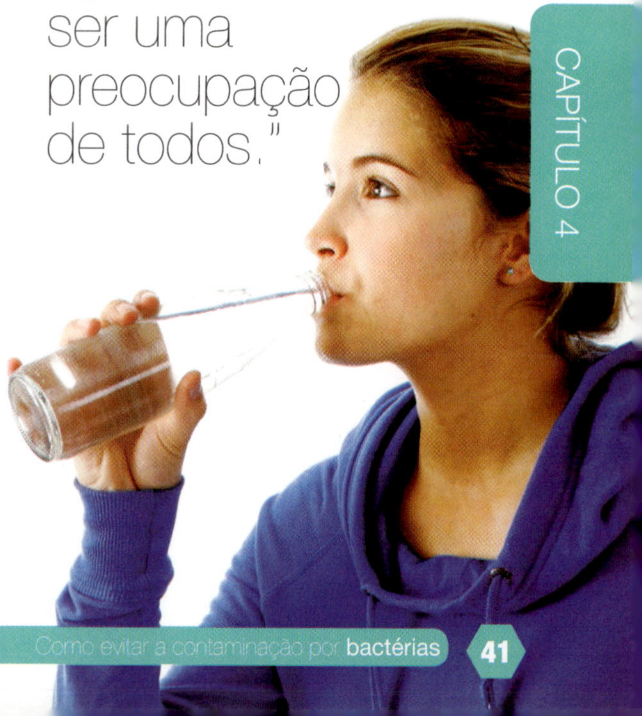

por alimentos produzidos com água contaminada? Não existem números para uma avaliação mais correta, mas esses casos são frequentes, haja vista o noticiário corriqueiro em jornais.

O correto e seguro armazenamento da água potável deve ser uma preocupação de todos, especialmente nesses tempos de escassez desse bem natural tão pouco respeitado.

COMO MANTER LIMPA SUA CAIXA-D'ÁGUA

O reservatório de água potável residencial é uma importante fonte de saúde, limpeza e comodidade. Pode-se manipular e cozinhar alimentos com segurança. Ter uma fonte confiável de abastecimento também possibilita a higiene corporal diária e a manutenção da limpeza frequente dos cômodos da residência. Tudo isso vai interferir positivamente na saúde dos moradores e impedir a contaminação por doenças transmissíveis pelos alimentos ou pela própria água. Assim, manter a caixa-d'água doméstica limpa e tampada é muito importante e relativamente simples. Dependendo do tamanho e da capacidade de armazenamento, a limpeza pode ser feita pelo proprietário. Reservatórios maiores ou de condomínios têm que ser higienizados por empresas especializadas e por operadores responsáveis.

> "Grandes reservatórios de água devem ser higienizados por empresas especializadas."

Antes de mais nada, é preciso programar com antecedência a limpeza da caixa-d'água, especialmente nessa época de racionamento. Prefira um final de semana ou dias em que não se tem roupas para lavar ou preparar grandes quantidades de comida.

Verifique o corpo externo da caixa. Veja se não existem vazamentos, infiltrações ou descascamentos. Essas situações podem causar a contaminação da água e até a perda de pressão. Dependendo da situação geral, opte por trocar o próprio recipiente.

Assim, no dia marcado, depois de fechar o registro de entrada, esvazie a caixa, deixando um palmo de água no recipiente. Por precaução, guarde alguma quantidade da água no tanque, em baldes ou em contentores, para utilizar durante o período que estiver limpando.

Aproveite e verifique a condição geral dos encanamentos de ligação com o reservatório e, principalmente, os filamentos da boia; faça os ajustes precisos e, se houver necessidade, troque o equipamento. Cuidado para não danificar a boia enquanto estiver fazendo a limpeza.

"A limpeza da caixa-d'água pode ser realizada pelo próprio residente do imóvel."

Coloque luvas e tampe a saída da água para que o líquido restante seja usado na lavagem e para que a sujeira não desça pelo cano. Lave as paredes e o fundo com um pano úmido, evite escovas de aço ou vassouras. Não raspe as paredes, para evitar o desprendimento de partículas ou a abertura de pequenas ranhuras ou buracos, que podem acumular sujidades e micro-organismos. Se a caixa for de fibrocimento, deve-se usar escova de fibra vegetal em substituição ao pano úmido. Nunca utilize sabão, detergente ou qualquer produto, pois os resíduos podem contaminar sua água. Retire a água da lavagem e sujeira com uma pá de plástico, baldes e panos. Use panos limpos para secar o fundo, mas evite passá-los nas paredes. Ainda com a saída da caixa fechada, deixe entrar em torno de um palmo de água. Coloque dois litros de água sanitária e deixe por duas horas. Com um balde e uma brocha limpa molhe as paredes internas com a solução desinfetante. Procure manter essas paredes úmidas com a solução até terminar o período de depuração.

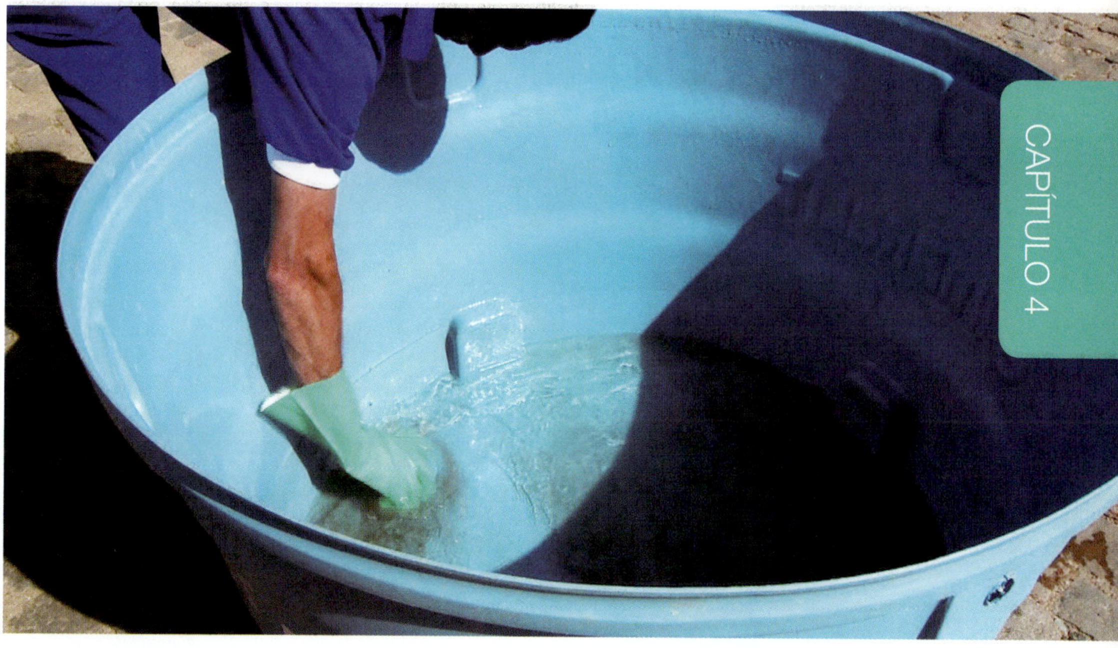

Após as duas horas, esvazie a caixa abrindo todas as torneiras e acionando a descarga do banheiro, para também desinfetar os encanamentos da casa. Lave também a tampa da caixa separadamente, com uma mangueira, aproveitando a água com a solução. Depois que abrir o registro da rua, lave novamente a tampa e seque com panos limpos.

Tampe a caixa, verificando antes se a boia está funcionando bem. A tampa deve vedar corretamente a parte superior do recipiente, não adapte tampas de outros tamanhos e muito menos coloque madeira, zinco ou outros materiais que possam desprender pedaços, sujando a água armazenada. Se a caixa estiver em local externo, amarre uma corda em torno dela para evitar a abertura desnecessária, especialmente por desconhecidos ou por ocorrências naturais, como chuvas, ventanias ou geadas. Coloque uma etiqueta autoadesiva com a data da limpeza e cole na parede interna. Faça a limpeza pelo menos duas vezes por ano. Se tiver encanamentos de ferro procure trocá-los por PVC.

A limpeza periódica das caixas residenciais evita riscos à saúde e pode melhorar sua qualidade de vida. Não descuide do reservatório desse precioso líquido.

“Limpar periodicamente as caixas-d’água residenciais evita riscos à saúde e melhora a qualidade de vida.”

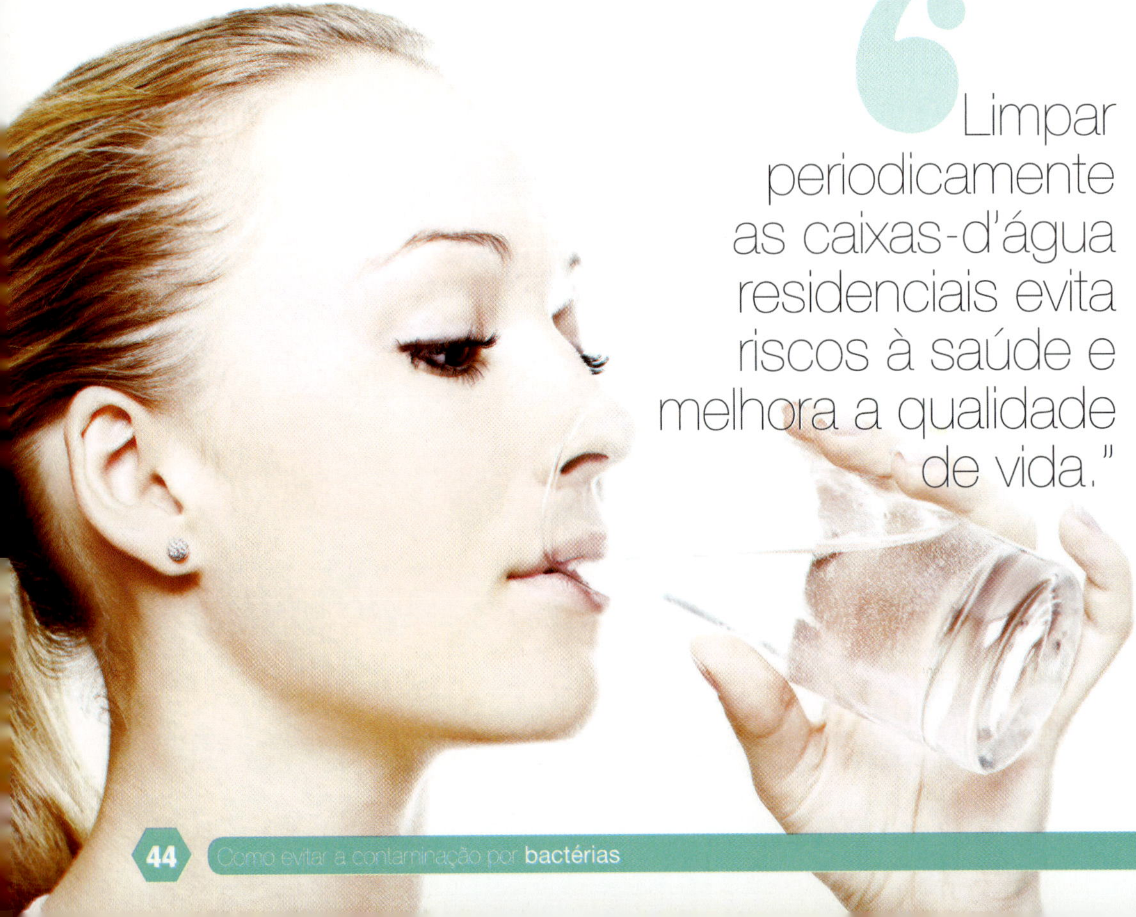

Cardápios da Dieta das Bactérias

Conheça os cardápios das boas bactérias

Apresentamos, de maneira resumida, os cardápios das dietas de Brenda Watson e do dr. Raphael Kellman. Os dois autores escolheram alimentos determinados que são pobres em bactérias ruins para o organismo e ricos em bactérias que estimulam o funcionamento dos intestinos. É evidente que se pode consumir alimentos com propriedades semelhantes, de acordo com a possibilidade de compra ou de safra do determinado alimento. Cabe ao consumidor construir seu prato de acordo com suas possibilidades e arranjos gastronômicos.

A primeira etapa da Dieta das Bactérias, segundo Brenda Watson, é mais restrita e deve durar até que se alcance o peso desejado. A segunda é a manutenção. Comer fibras e comidas fermentadas é o segredo da Dieta das Bactérias.

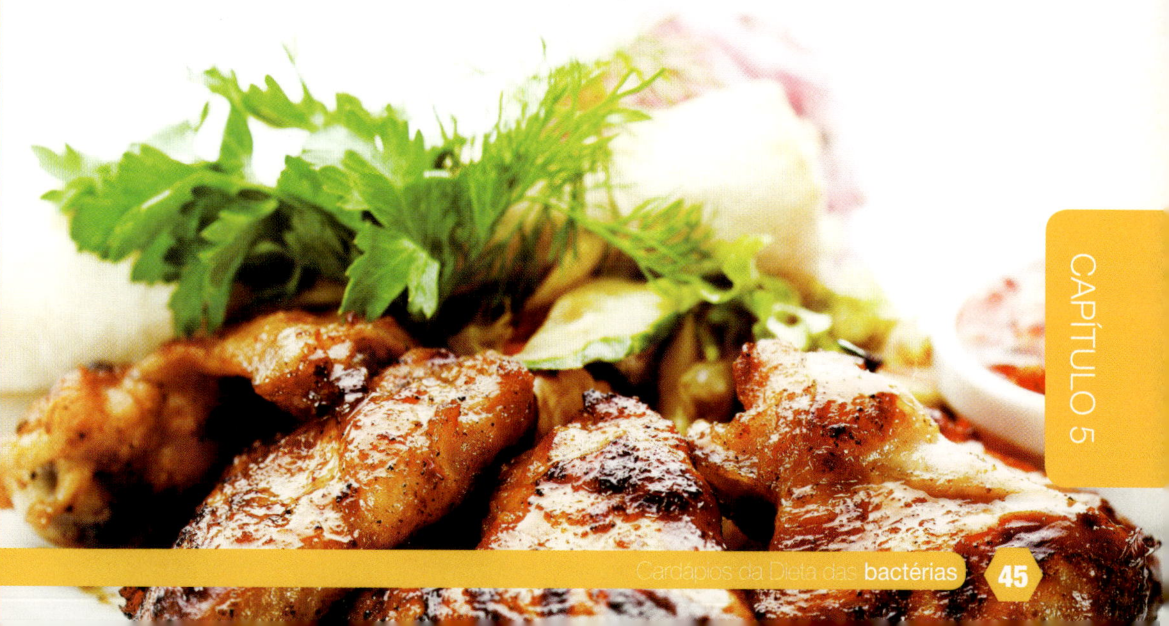

> "A Dieta das Bactérias, como qualquer outra, deve ser adotada com disciplina e rigor. Não é possível sabotar a dieta e pretender que ela dê certo."

Cardápio de Dieta das Bactérias

Café da manhã	Iogurte natural com damasco
Lanche da manhã	Castanhas, como fonte de gorduras saudáveis para proteger o intestino
A qualquer hora	Repolho fermentado contém bactérias boas
Almoço	Salada de frango com molho de coalhada, que é fermentada
Lanche da tarde	Rolinhos de frios
Jantar	Refogado de peito de peru; proteínas
Ceia	Mousse de cacau, amêndoas e chia, um doce com pouco açúcar

A dieta do microbioma do dr. Raphael Kellman divide sua dieta em três etapas: a primeira desintoxica e recompõe a flora intestinal em 21 dias. A segunda impulsiona o metabolismo em quatro semanas. A terceira é de manutenção para a vida toda.

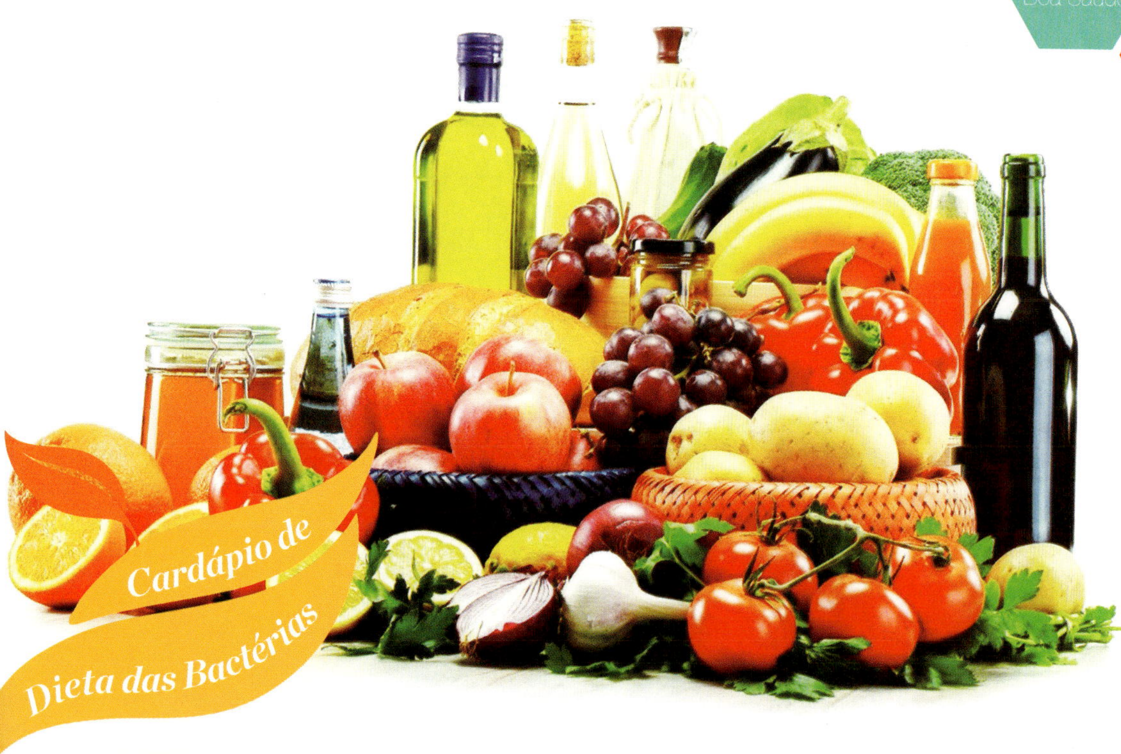

Café da manhã	Batida de manga, fruta rica em vitaminas e que dá a sensação de saciedade
Lanche da manhã	Couve-flor assada, com poucos carboidratos, inibe a vontade de ingerir açúcar
Almoço	Salada de aspargos, prato rico em fibras, que alimentam as bactérias boas
Lanche da tarde	Frutas vermelhas e kiwi
Jantar	Picadinho de carne com repolho e cebola

Aproveite e use as fontes de nutrientes mais adequadas para que seu corpo seja saudável.

"As receitas a seguir são todas testadas e fáceis de fazer. Aproveite e alimente melhor toda sua família!"

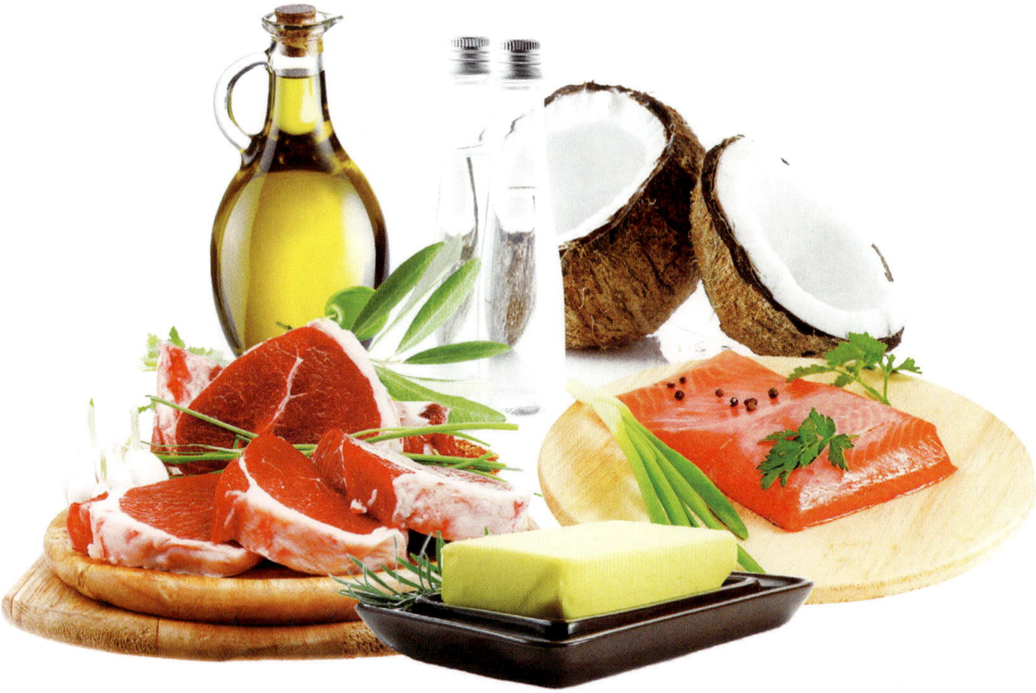

RECEITAS E PROPRIEDADES DOS ALIMENTOS DA DIETA DAS BACTÉRIAS

Reunimos uma série de receitas a partir das indicações de Brenda Watson e do dr. Raphael Kellman. Procuramos indicar diferentes possibilidades de composição do prato com as indicações dos dois autores. Também apresentamos as propriedades de alguns alimentos que podem orientar melhor quem se dispuser a seguir a dieta das bactérias. É importante ressaltar que qualquer dieta que você se disponha a seguir deve ser acompanhada e orientada por um nutricionista. Esse profissional pode dar opções mais realistas e possíveis para a variedade de fontes alimentares de que dispomos e a correta aplicação de fontes de energia, vitaminas e proteínas.

Receitas com Repolho

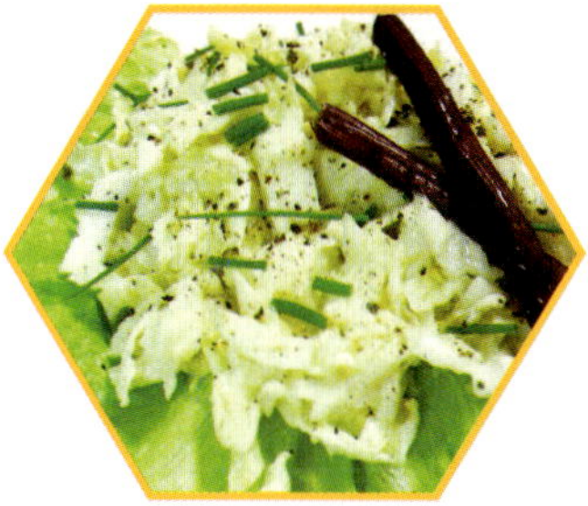

Salada de Repolho com Maçã Verde

Ingredientes

- 2 xícaras (chá) de repolho em tiras
- 1 cenoura ralada
- 1 maçã verde cortada em cubos pequenos
- 1 pimentão vermelho em tiras
- 4 colheres (sopa) de passas

Modo de Preparo

Misture todos os ingredientes em uma travessa e adicione sal e outros temperos.

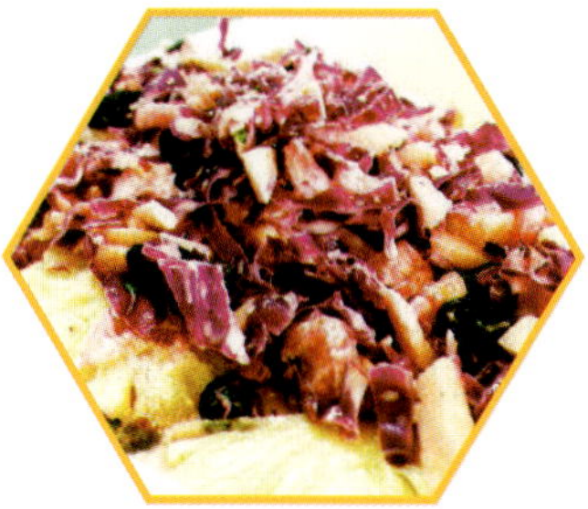

Repolho do Carlito

Ingredientes

- 3 folhas de repolho verde
- 4 folhas de repolho roxo
- 1.1/2 colher (sopa) de margarina
- 1 pitada de gengibre ralado ou cortado em cubos pequenos
- Fatias de gengibre em conserva
- Shoyo a gosto

Modo de Preparo

Corte as folhas de repolho. Derreta a margarina e junte o repolho. Frite e acrescente shoyo e deixe cozinhar. Coloque o gengibre, misturando, e acrescente mais shoyo. Sirva quente.

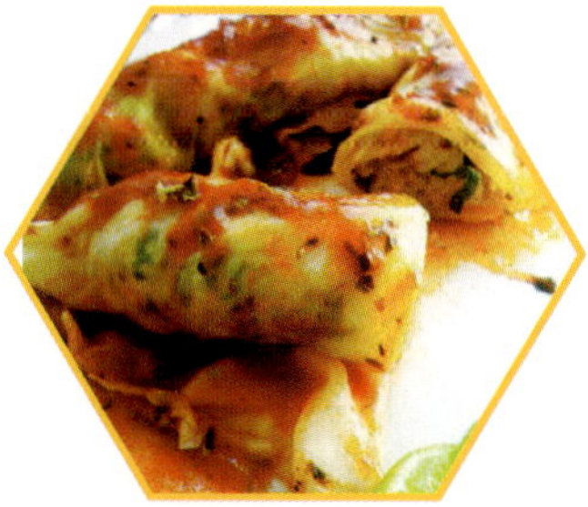

Charuto de Repolho Vegetariano

Ingredientes

- 4 folhas de repolho
- 2 xícaras (chá) de água
- 1 xícara (chá) de carne de soja
- Cebola, sal, alho e azeite a gosto

Modo de Preparo

Passe o repolho na água quente. Refogue a carne de soja, acrescente a água e deixe até secar. Monte como panquecas e acrescente molho e queijo e leve ao forno.

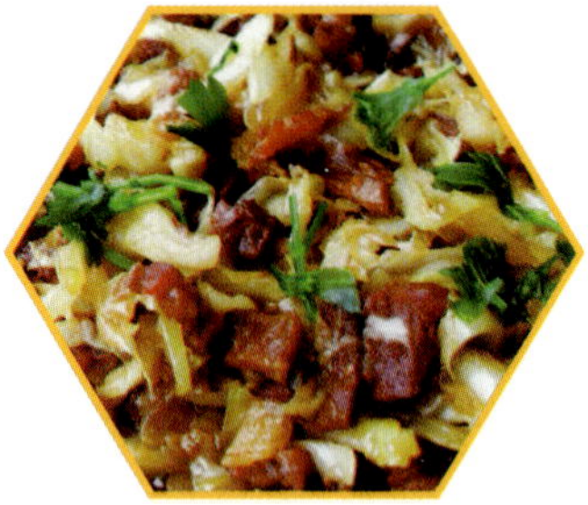

Carne com Repolho

Ingredientes

- 500 g de alcatra em tiras
- 1 repolho em tiras
- 2 cebolas picadas
- 1 copo de vinho branco
- 2 dentes de alho picados
- 2 colheres (sopa) de salsinha picadas
- 4 colheres (sopa) de azeite
- Cominho e sal a gosto
- Pimenta-do-reino preta a gosto
- Glutamato monossódico a gosto

Modo de Preparo

Tempere a carne com o sal, o alho, o glutamato monossódico e o vinho branco. Aqueça o azeite e frite a carne. Acrescente a cebola e coloque o molho do tempero. Cozinhe por uns 15 minutos e junte o repolho, a pimenta e o cominho. Deixe cozinhar por mais uns 10 minutos, salpique a salsinha e sirva quente com arroz branco.

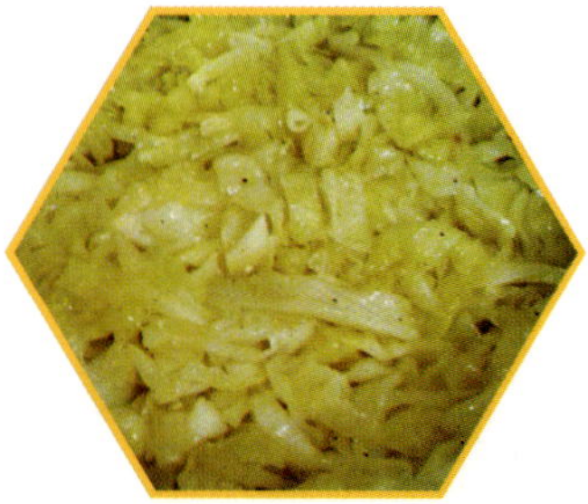

Repolho Refogado

Ingredientes

- 1 repolho grande cortado em fatias
- 1 tomate picado
- 1 pimentão verde picado
- 1 cebola média picada
- Coentro a gosto
- Sal a gosto
- Extrato de tomate a gosto
- 2 colheres (sopa) de óleo

Modo de Preparo

Coloque o óleo para aquecer, junte os temperos e o extrato e deixe refogar bem. Acrescente o repolho e mexa aos poucos. Depois, coloque uma xícara (chá) de água fervendo e tampe a panela em fogo baixo. Mexa sempre para que o repolho se misture ao tempero. Coloque a água quente aos poucos até que o repolho esteja murcho. Seque todo o caldo e sirva quente.

"Bom apetite!"

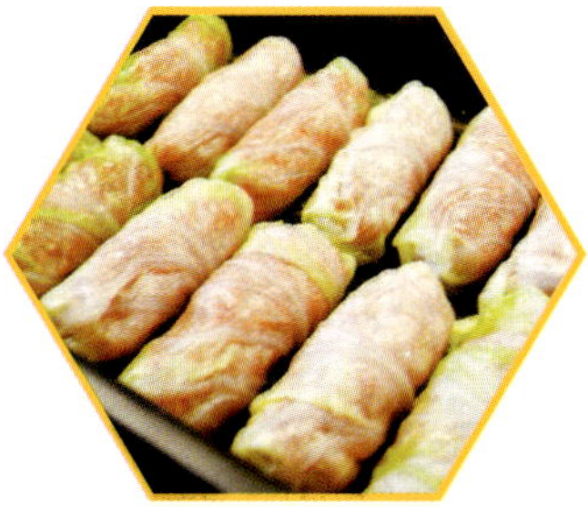

Rolinhos de Repolho
(Käldolmar, prato sueco)

Ingredientes
- 1 repolho pequeno
- Água e sal a gosto

Recheio
- 1/2 xícara (chá) de água
- 1/4 de xícara (chá) de arroz
- 350 g de patinho moído
- 1.1/2 xícara (chá) de leite
- 60 g de manteiga
- 400 ml de caldo de carne
- 1/2 xícara (chá) de creme de leite fresco
- Sal a gosto
- Pimenta-do-reino branca a gosto
- Tomilho a gosto

Modo de Preparo
Corte e retire o miolo do repolho. Aqueça em uma panela água e coloque o repolho com sal, até que as folhas fiquem macias. Separe as folhas, secando cada uma com um pano limpo. Reserve.

Recheio
Ferva água em uma panela. Coloque o arroz e tampe. Depois que a água for absorvida pelo arroz coloque o leite e deixe cozinhar até ficar um mingau fino. Depois, deixe esfriar. Misture com a carne e tempere a gosto. Coloque uma colher (sopa) do recheio em cada folha de repolho. Enrole a folha e feche com um palito. Em uma frigideira-os, derreta a manteiga e doure, aos poucos, os rolinhos e transfira-os para uma panela funda. Coloque o caldo de carne em cima dos rolinhos e deixe em fogo baixo por 30 minutos. Acrescente o creme de leite fresco e cozinhe por mais 15 minutos. Sirva os rolinhos com o molho.

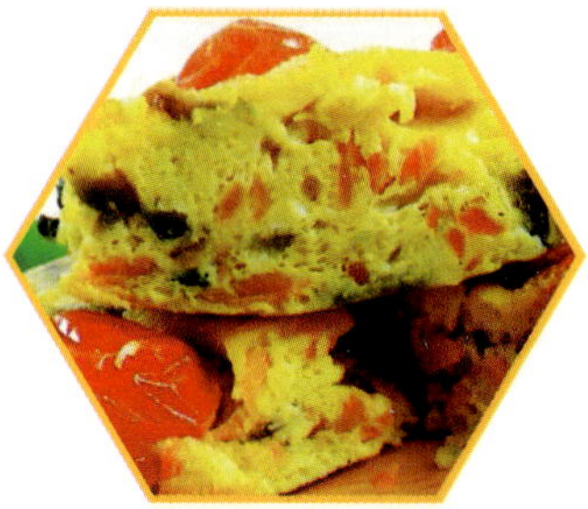

Torta Suflê de Repolho

Ingredientes
- 2 xícaras (chá) de repolho ralado
- 1 xícara (chá) de farinha de trigo
- 1 lata de atum
- 3 ovos batidos
- 1/2 xícara (chá) de óleo de soja
- 1 colher (sopa) de fermento químico em pó
- 1 colher (sobremesa) de sal

Modo de Preparo

Misture o repolho lavado com o atum. Acrescente os ovos batidos, a farinha de trigo, o óleo, o sal e o fermento em pó. Despeje a massa em forma de anel untada e polvilhada com farinha de rosca. Polvilhe sobre a massa farinha de rosca e leve ao micro-ondas por 8 a 10 minutos em potência alta.

Receitas de Saladas de Frango

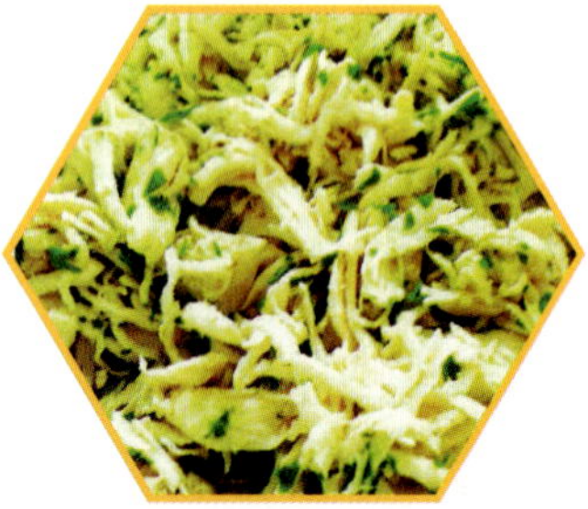

Salada de Frango com Iogurte no Abacaxi

Ingredientes

- 4 filés de frango
- 1 abacaxi médio
- 1 colher (sopa) de azeite de oliva
- Suco de 1 limão
- 5 talos de salsão
- 1/2 copo de iogurte natural
- 1 colher (sopa) de salsinha
- 1 colher (sopa) de hortelã fresca
- 2 colheres (sopa) de mostarda Dijon
- Sal e pimenta-do-reino a gosto

Modo de Preparo

Lave e pique as folhas de hortelã e de salsinha. Fatie o salsão. Tempere os filés de frango com sal e pimenta-do-reino. Leve o azeite para uma frigideira antiaderente em fogo alto. Depois, coloque os peitos de frango para dourar. Coloque os filés fritos em uma tigela e tempere com o suco de limão. Deixe esfriar e desfie em pedaços grandes. Num recipiente à parte, misture o iogurte, a mostarda, a hortelã e a salsinha. Corte o abacaxi em cubos e transfira para uma peneira, deixando escorrer um pouco do suco. Coloque os cubos de abacaxi sobre o frango e misture. Coloque o molho de iogurte e misture.

"Bom paladar!"

"Coma bem, viva melhor!"

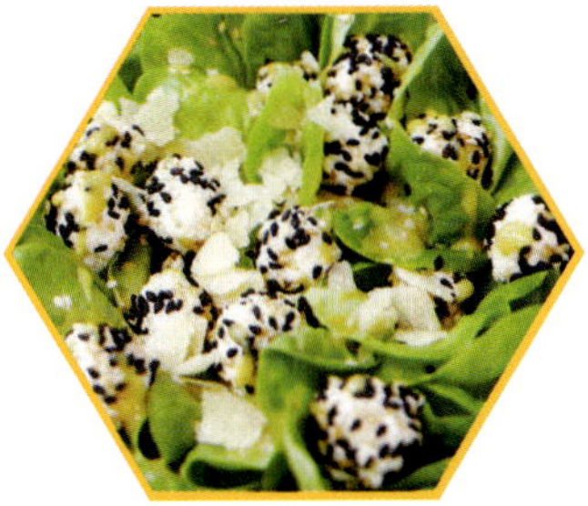

Frango ao Gergelim e Salada Verde

Ingredientes

- 1 peito de frango inteiro
- 2 colheres (chá) de azeite
- 2 colheres (chá) de óleo de gergelim
- 1 dente de alho fatiado
- 1 colher (sopa) de sementes de gergelim
- Folhas de alface
- Sal a gosto

Modo de Preparo

Corte o peito de frango em pedaços pequenos. Junte numa panela o óleo de gergelim e o azeite. Coloque o frango e o alho na panela e cozinhe até dourar. Tempere com sal e acrescente as sementes de gergelim. Sirva com as folhas de alface.

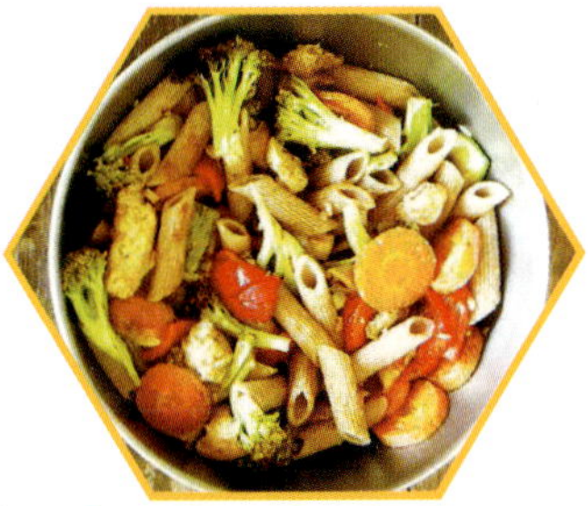

Salada de Massa com Vegetais e Frango

Ingredientes

- 1/2 frango assado ou grelhado
- 1 cenoura grande ralada
- 250 g de massa fusilli integral
- 100 g de milho em conserva escorrido
- 120 g de ervilhas frescas ou descongeladas
- 100 g de cogumelos em conserva escorridos
- 2 colheres (sopa) de azeite
- 1 colher (sopa) de vinagre
- 1 colher (sopa) de passas
- Folhas de salsa
- Sal e pimenta a gosto

Modo de Preparo

Desfie o frango, removendo a pele e os ossos. Corte os cogumelos e reserve. Leve a massa e as ervilhas para cozer *al dente* em água fervente temperada com o sal. Escorra, passe por água fria e escorra novamente. Transfira a massa e as ervilhas para uma saladeira. Junte os cogumelos, a cenoura ralada e o milho. Tempere com pimenta, vinagre e azeite. Distribua o frango desfiado pela salada e acrescente as passas e as folhas de salsa. Cubra com película aderente e guarde no congelador até servir.

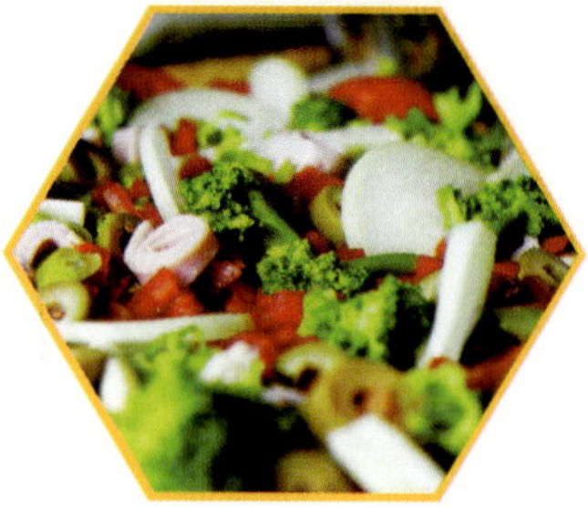

Salada Tropical de Frango

Ingredientes

- 650 g de frango defumado desfiado
- 8 folhas de alface americana
- 1 xícara (chá) de salsão em rodelas
- 1 xícara (chá) de melão picado
- 1/2 xícara (chá) de passas brancas
- 6 talos picados de cebolinha verde

Molho

- 40 ml de suco de limão
- Curry, sal e pimenta-do-reino preta a gosto
- 1/2 pote de iogurte grego

Modo de Preparo

Misture todos os ingredientes, menos a alface. Reserve. Forre uma saladeira com a alface, junte os outros ingredientes e distribua o molho por cima.

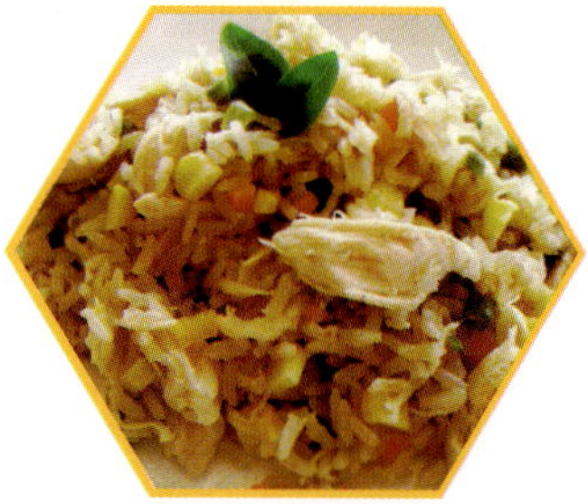

Salada de Arroz Integral e Frango

Ingredientes

- 160 g de filé de frango cozido e desfiado
- 80 g de arroz integral cozido
- 60 g de vagem cozida e picada
- 40 g de palmito picado
- 80 g de abóbora de pescoço cozida em cubos
- 1 colher (sobremesa) de azeite de oliva
- 2 colheres (sopa) de passas
- Sal e pimenta-do-reino preta a gosto

Molho

- 3/4 de xícara (chá) de iogurte grego
- 40 ml de suco de limão
- 1 colher (sopa) de manjericão picado
- 1 colher (sopa) de cebolinha verde picada
- 2 colheres (sopa) de salsinha picada
- 1/2 colher (chá) de alho esmagado

Modo de Preparo

Cozinhe o frango com sal. Deixe esfriar e desfie. Cozinhe o arroz integral, com os temperos e deixe esfriar. Misture todos os ingredientes em uma travessa. Acrescente o molho e sirva com a salada.

Receitas de Mousses

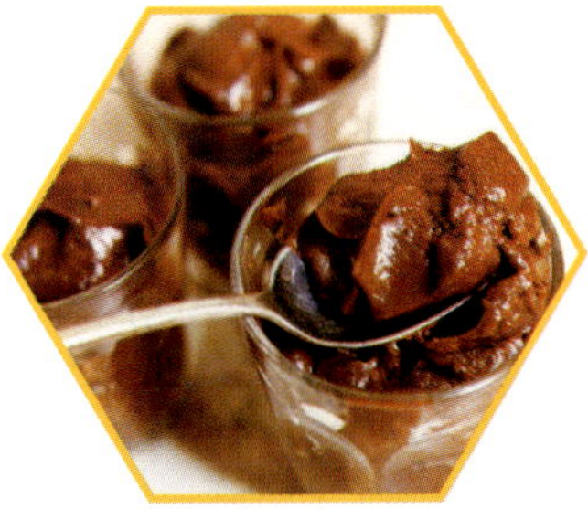

Mousse de Cacau

Ingredientes

- 1 lata de creme de leite
- 1 lata de leite condensado
- 3 polpas de cacau congeladas
- 2 caixas de gelatina incolor e sem sabor

Modo de Preparo

Dissolva a gelatina conforme instruções do fabricante. Depois, bata todos os ingredientes no liquidificador e coloque a massa em taças. Coloque na geladeira por uma hora.

"Bons alimentos, excelentes receitas!"

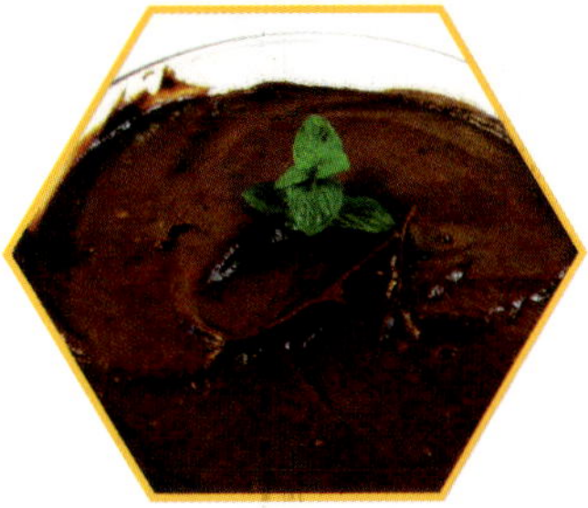

Mousse de Cacau (2)

Ingredientes

- 1 abacate pequeno maduro
- 3 colheres (sopa) de cacau em pó 70%
- 2 colheres (sopa) de chia
- 2 colheres (sopa) de agave ou mel orgânico
- 2 colheres (sopa) de água ou leite de coco
- 5 avelãs
- Folhas de hortelã para decorar

Modo de Preparo

Bate todos os ingredientes no liquidificador, menos a água. Mexa até formar um creme homogêneo. Coloque um pouco de água para formar a massa com mais facilidade. Coloque em taças e cubra com papel filme. Conserve na geladeira até servir.

Receitas de Refogado de Peito de Frango e de Peru

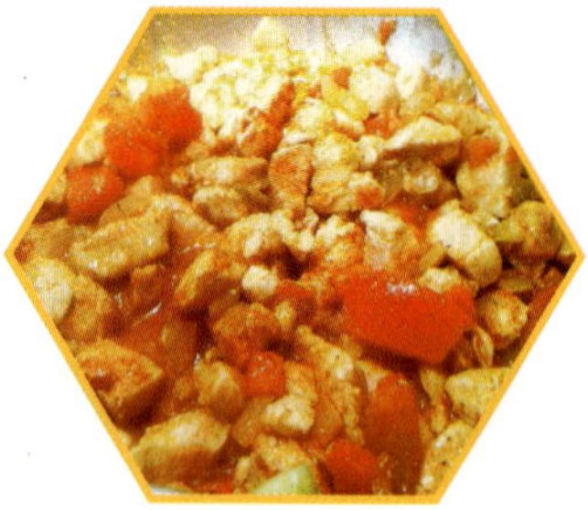

Peito de Frango Refogado com Molho de Tomate Natural

Ingredientes

- 4 tomates picados sem peles
- 1 cebola média picada
- 1 colher (sobremesa) de alho picado ou moído
- 1 colher (sobremesa) de azeite extravirgem
- Fatias de peito de frango em cubos
- 1 maço de cheiro-verde
- 1 caldo de carne
- Sal a gosto

Modo de Preparo

Doure o alho no azeite numa panela média. Depois, adicione a cebola picada e doure. Misture o peito de frango em cubos e deixe refogar. Misture os tomates sem peles e deixe cozinhar. Coloque uma xícara (chá) de água para não ficar muito seco. Deixe cozinhar até que o molho fique encorpado e coloque cheiro-verde. Sirva com arroz.

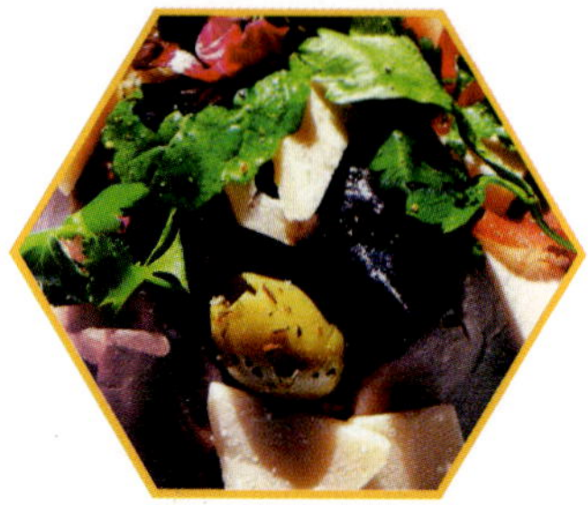

Peito de Peru em Croûte com Refogado de Folhas

Ingredientes

- 2 cebolas médias picadas
- 3 dentes de alho-poró cortados em rodelas
- 3 dentes de alho amassados
- 2 pacotes de massa folhada laminada
- 1/2 xícara (chá) de azeite
- 1 peito de peru sem pele e sem osso
- 1 colher (sopa) de sal
- 1 colher (sopa) de folha de tomilho
- 2 xícaras (chá) de polpa de tomate

- 1 xícara (chá) de vinho branco seco
- 1 xícara (chá) de água
- 1/2 colher (sopa) de alecrim picado
- 1/2 colher (sopa) de orégano seco
- 1 gema batida

Refogado

Ingredientes

- 5 fatias de bacon picadas
- 2 colheres (sopa) de azeite
- 1 kg de folhas de acelga em tiras
- 170 g de folhas de rúcula
- 1/2 xícara (chá) de passas pretas
- Sal a gosto

Modo de Preparo

Refogue a cebola, o alho-poró e o alho por cinco minutos em uma panela com azeite. Coloque o peito de peru temperado com sal e tomilho e frite por cinco minutos. Regue com o vinho e cozinhe em fogo baixo, até o líquido evaporar. Adicione a polpa de tomate e a água. Cozinhe tampado por 50 minutos até que a carne fique macia. Depois, separe a carne e o molho e deixe esfriar. Descongele os dois rolos de massa folhada. Desenrole e polvilhe com orégano e alecrim. Enrole o peito de peru na massa. Coloque numa assadeira e pincele com a gema. Leve no forno preaquecido por 35 minutos e deixe dourar.

"Sabor e qualidade!"

Modo de Preparo do refogado

Em uma frigideira antiaderente doure o bacon com o azeite por cinco minutos. Junte a rúcula, a acelga e as passas. Refogue por cinco minutos. Tempere com sal. Sirva o prato com as folhas e o molho aquecido.

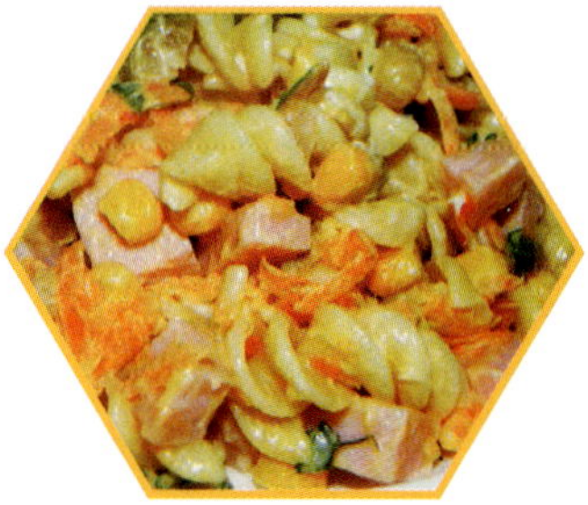

Refogado de Peito de Peru

Ingredientes

- 1 peito de peru desfiado
- 1 cebola ralada
- 1 dente de alho
- 1 cenoura grande em tiras bem finas
- 200 g de milho-verde
- 1 tablete de caldo de camarão
- 1 colher (sopa) de azeite de oliva

Modo de Preparo

Refogue a cebola e o alho no azeite de oliva. Depois, coloque a cenoura e o tablete de caldo de camarão. Acrescente o peito de peru e misture por quatro minutos.

Receitas de Couve-Flor Assada

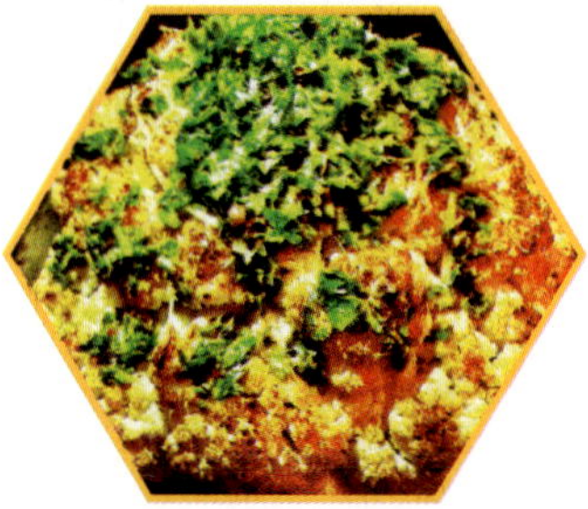

Couve-flor Assada

Ingredientes

- 1 couve-flor inteira
- 1 colher (sopa) de óleo ou azeite
- 1.1/2 xícara (chá) de iogurte natural
- 1 colher (sopa) de cominho
- 1 limão em suco e em raspas
- 1 colher (sopa) de alho em pó
- 2 colheres (sopa) de chili ou pimenta em pó
- 1 colher (chá) de curry
- 2 colheres (chá) de sal
- Pimenta a gosto

Modo de Preparo

Corte a base da couve-flor. Coloque todos os ingredientes e misture até obter um molho consistente. Passe o molho sobre a couve-flor. Asse, em forno preaquecido, por 40 minutos, até dourar a couve-flor. Deixe esfriar. Corte e decore.

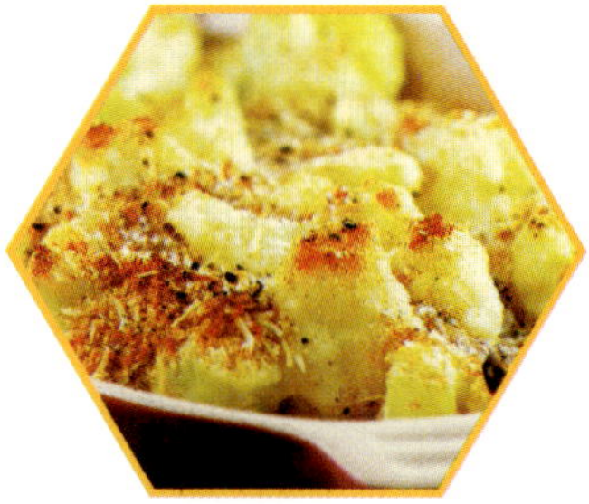

Couve-flor Assada (2)

Ingredientes

- 1 cabeça de couve-flor
- 1.1/2 xícara (chá) de iogurte natural desnatado
- 1 colher (sopa) de azeite
- 1 colher (sopa) de cebola em pó
- Suco de 1 limão
- 2 colheres (sopa) de queijo parmesão light ralado
- 2 colheres (chá) de sal
- 1 colher (chá) de curry
- 1 pitada de pimenta-do-reino

Modo de Preparo

Unte uma assadeira com o azeite. Corte a base da couve-flor e retire as folhas verdes. Junte o iogurte, o suco de limão, a cebola em pó, o curry, o queijo ralado, o sal e a pimenta. Cubra a couve-flor com a mistura. Coloque na assadeira e asse por 40 minutos, até formar uma crosta seca, e sirva.

Couve-flor Assada (3)

Ingredientes

- 1 couve-flor pequena
- 1 colher (sopa) de açafrão da terra
- 50 g de castanha-de-caju
- 50 g de passas brancas
- Azeite saborizado com alho
- Sal e pimenta a gosto

Modo de Preparo

Coloque as passas em um recipiente em água fervente por 20 minutos e escorra. Corte a couve-flor em pequenos buquês, retirando a parte dura do caule e as folhas. Coloque a couve-flor numa assadeira e cubra com duas colheres (sopa) de azeite e o açafrão. Asse em forno médio por 15 minutos até que a couve-flor doure. Tempere com sal e pimenta, misturando com as castanhas e as passas.

Receitas de Salada de Aspargos

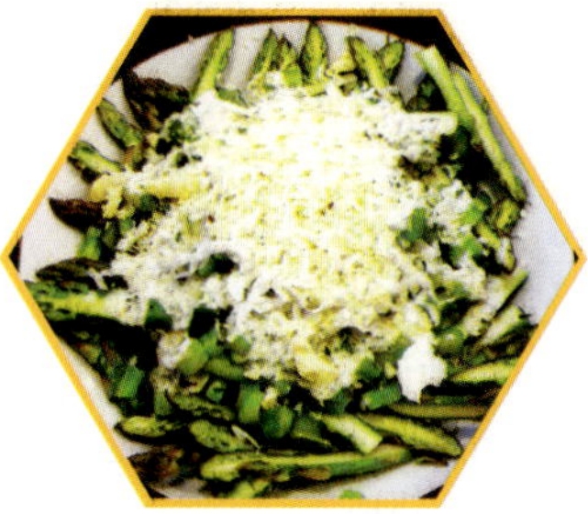

Salada de Aspargos Cozidos e Crus com Molho de Iogurte

Ingredientes

- 2 maços de aspargos
- 2 ovos
- 2 colheres (sopa) de vinagre de xerez
- 1 iogurte tipo grego sem açúcar
- 1 colher (sopa) de mostarda Dijon
- 3 colheres (sopa) de azeite
- 1 ramo de estragão
- 2 ramos de salsinha
- Sal e pimenta-do-reino a gosto

Modo de Preparo

Lave e pele os aspargos, corte as cabeças deixando com cerca de 10 cm. Separe seis cabeças e mergulhe o restante dos aspargos em água fervente com sal e cozinhe por cinco minutos.

Esfrie os aspargos com gelo para parar o cozimento. Escorra e seque com um pano de prato. Depois, cozinhe dois ovos por dez minutos e descasque. Retire as folhas, lave e pique a salsinha e o estragão. Em um recipiente, misture o iogurte, o vinagre, o azeite, a mostarda Dijon e as ervas picadas. Acrescente com sal e pimenta. Corte os talos de aspargos em cubos e coloque em uma saladeira, acrescentando com o molho. Com um fatiador de legumes, corte as cabeças cruas dos aspargos em fatias finas. Reúna a salada e rale os ovos cozidos, colocando-os por cima do prato.

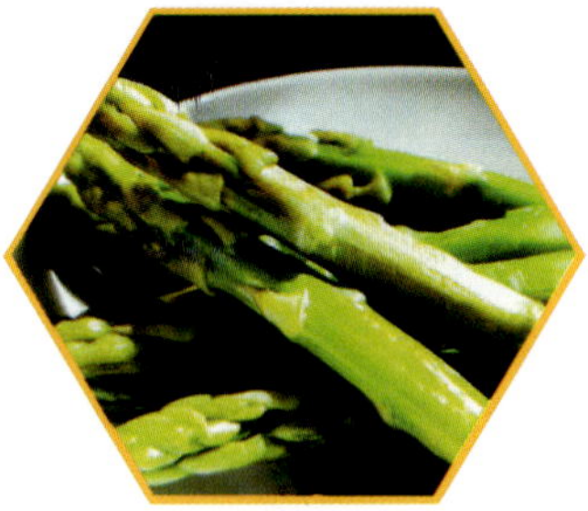

Salada de Aspargos com Tomate-cereja e Azeitonas Pretas

Ingredientes

- 24 tomates-cereja
- 15 aspargos frescos cozidos
- 20 folhas de alface-mimosa
- 15 azeitonas pretas

Modo de Preparo

Lave a alface e coloque as folhas no fundo do prato. Acrescente os aspargos, tomate e as azeitonas em cima.

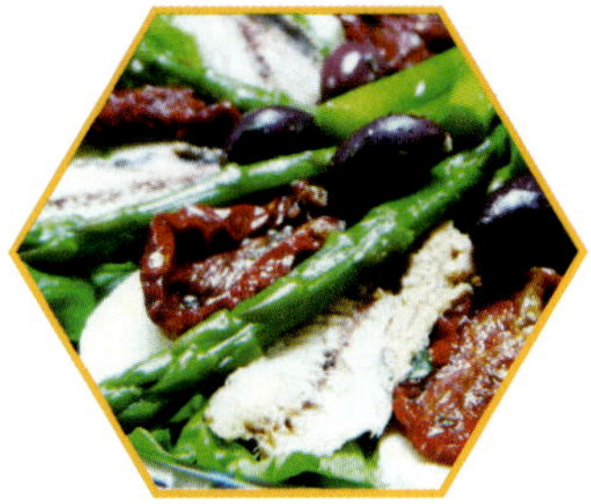

Salada de Aspargos, Tomate e Queijo Feta

Ingredientes

- 350 g de aspargos cortados, cozidos e escorridos
- 1/2 xícara (chá) de vinagre de arroz
- 1 cebolinha verde cortada em cubos
- 1 tomate grande cortado em cubos
- 2 colheres (sopa) de coentro fresco picado
- 1/2 colher (chá) de óleo de gergelim
- 2 colheres (sopa) de azeite
- 100 g de queijo feta esmigalhado
- 1 colher (sopa) de açúcar
- 1 colher (chá) de sal

Modo de Preparo

Em um recipiente, misture o vinagre de arroz, o açúcar, o sal, o óleo de gergelim e o azeite. Coloque o aspargo, o tomate, o queijo feta, o coentro e a cebolinha. Misture tudo com o molho. Cubra a tigela. Deixe a salada na geladeira por uma hora.

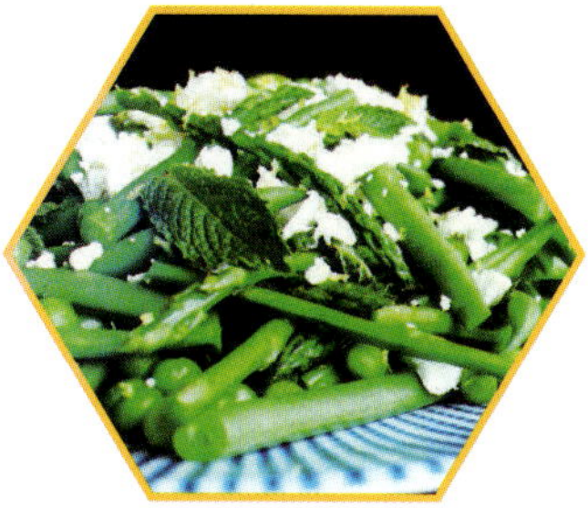

Salada de Aspargos

Ingredientes

- 1 xícara (chá) de creme de leite fresco
- 1 kg de aspargos frescos ou em conserva
- 1 cebola pequena
- Pimenta-do-reino branca a gosto
- 4 ovos
- 1 colher (sopa) de alho-poró
- 250 g de presunto
- Noz-moscada a gosto
- Vinagre
- Sal a gosto
- Mostarda a gosto

Modo de Preparo

Cozinhe o aspargo em água e sal, tirando a pele. Deixe esfriar. Corte em pequenos pedaços e reserve. Esmague o alho-poró e rale a cebola. Para fazer o molho, misture o creme de leite, o alho-poró esmagado, a cebola ralada, a pimenta-do-reino, o vinagre, o sal, a mostarda e a noz-moscada. Corte o presunto em tiras e cozinhe-o com os ovos. Coloque os aspargos numa travessa, com os ovos cortados e o presunto. Misture e tempere com o molho.

Receitas de Refogado de Repolho com Carne

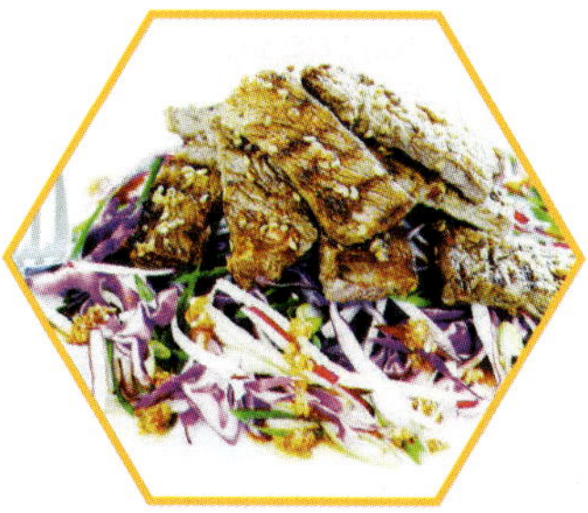

Picadinho de Carne com Repolho e Cebola

Ingredientes

- 500 g de pernil cortado em cubos
- 1 cebola em fatias
- 2 dentes de alho picados
- 1.1/2 xícara (chá) de repolho em fatias

- 1.1/2 xícara (chá) de repolho roxo em fatias
- 1 colher (sopa) de óleo
- 1 colher (sopa) de vinagre de vinho tinto
- 1/2 xícara (chá) de água
- Sal e pimenta-do-reino a gosto
- Cebolinha picada a gosto
- 1 folha de louro

Modo de Preparo

Coloque uma panela em fogo alto para refogar os cubos de carne no óleo até dourar.

Acrescente a cebola e o alho e refogue por cinco minutos. Inclua a água, os repolhos, o vinagre, a folha de louro, o sal e a pimenta. Cozinhe por mais dez minutos, mexendo até que os repolhos murchem e a água seque. Depois, polvilhe com a cebolinha.

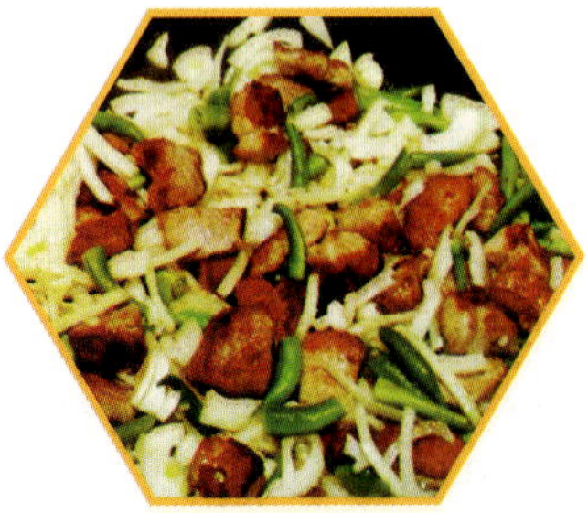

Carne com Repolho

Ingredientes

- 500 g de alcatra em tiras
- 2 dentes de alho picados
- 2 cebolas picadas
- 1 repolho em tiras
- 2 colheres (sopa) de salsinha picada
- 1 copo de vinho branco
- 4 colheres (sopa) de azeite
- Glutamato monossódico, cominho, sal e pimenta-do-reino preta a gosto

Modo de Preparo

Tempere a carne com o alho, o glutamato monossódico, o sal e o vinho. Frite a carne com o azeite. Acrescente a cebola e cozinhe por 15 minutos, juntando o repolho, o cominho e a pimenta. Depois de dez minutos de cozimento, coloque a salsinha picada e sirva com arroz branco.

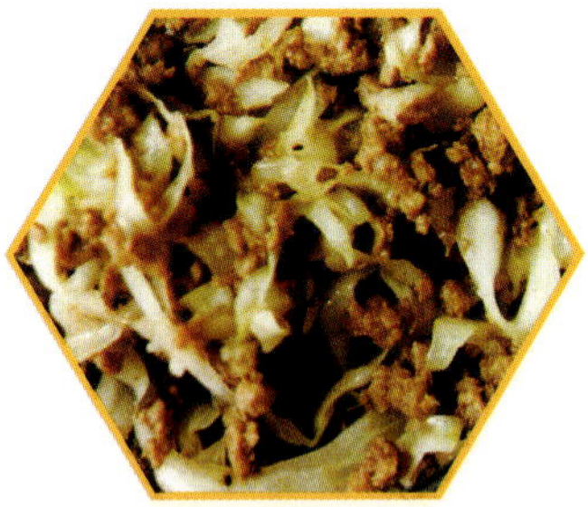

Picadinho de Carne com Cebola
(Moschráraki Stifado, prato grego)

Ingredientes

- 1 kg de carne moída
- 500 g de cebola em conserva
- 1 cebola média picada
- 2 dentes de alho picados
- 2 colheres (sopa) de extrato de tomate

- 3 tomates médios sem peles e sementes picados
- 1/4 de xícara (chá) de azeite de oliva
- 1/2 xícara (chá) de vinagre de vinho tinto
- 1 pau de canela
- 1 colher (chá) de alecrim
- 2 folhas de louro
- 1 pitada de noz-moscada
- 4 xícaras (chá) de água
- Sal e pimenta-do-reino

Modo de Preparo

Frite a carne com azeite até dourar. Acrescente o alho, cebola em conserva, os tomates e os outros ingredientes e cozinhe por dois minutos. Adicione a água e cozinhe até diminuir o líquido até a metade. Junte a cebola e cozinhe até o molho engrossar. Sirva o prato quente.

"Comida de qualidade para todos!"

"Aprecie os bons pratos!"

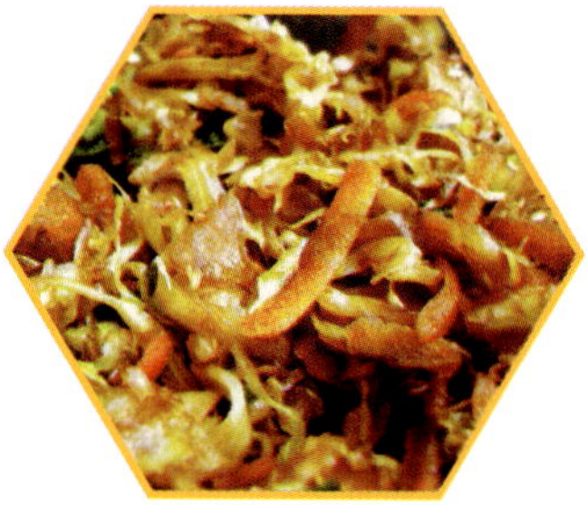

Picadinho de Carne com Repolho e Cenoura

Ingredientes

- 1 kg de carne moída
- 3 xícaras (chá) de repolho ralado
- 1 xícara (chá) de cebolinha picada
- 1 cebola pequena picada
- 3 cenouras médias raladas
- 2 colheres (sopa) de azeite de oliva
- 6 colheres (sopa) de molho de soja
- Sal e pimenta-do-reino a gosto

Modo de Preparo

Frite a cebola com o azeite até dourar. Depois, frite a carne também até dourar e acrescente o repolho, as cenouras e os outros ingredientes. Cozinhe até o molho diminuir de volume e adicione a cebolinha. Sirva o prato quente.

Receitas com Manga

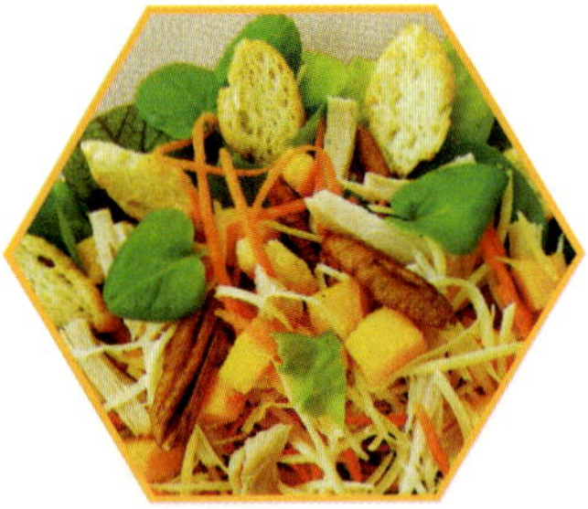

Salada de Manga

Ingredientes

- 1 manga madura, porém bem firme
- 1 colher (sopa) de cebola picada
- 60 ml de azeite de oliva
- 1 colher (sopa) de coentro picado
- 20 ml de vinagre
- 1/2 pimenta dedo-de-moça sem sementes, picada
- Sal a gosto

Modo de Preparo

Descasque a manga e corte-a em cubos. Em um recipiente, misture o azeite, o vinagre e o sal. Bata bem para emulsionar e acrescente a cebola, o coentro e a pimenta. Junte a manga e misture bem com o molho.

> Prato bonito, mais saciedade!"

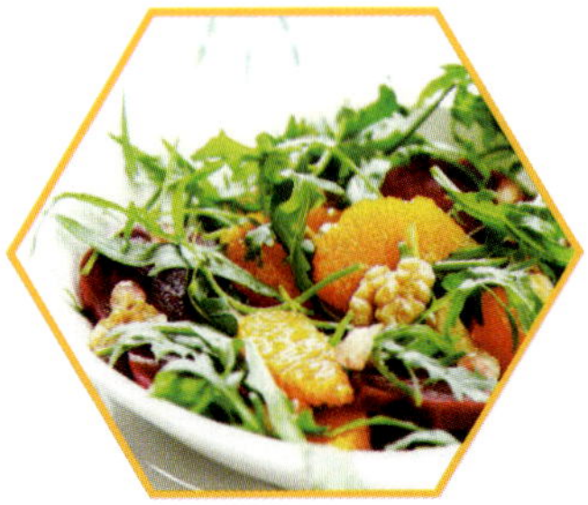

Salada com Manga, Mamão Papaya e Melão

Ingredientes

- 1 manga
- 1 mamão papaya
- 1/2 melão
- Suco de limão a gosto
- Folhas verdes de vários tipos
- Pimenta-do-reino branca a gosto
- Tomate-cereja a gosto
- Azeite extravirgem a gosto
- Sal a gosto

Modo de Preparo

Em uma saladeira, coloque vários

tipos de folhas verdes. Depois, corte as frutas em tamanhos médios e coloque sobre as folhas. Adicione os tomates cortados. Tempere com o sumo do limão, sal, azeite e pimenta.

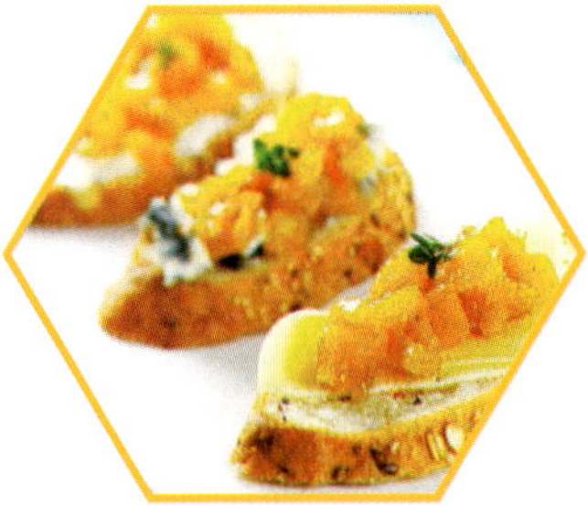

Chutney de Manga

Ingredientes

- 2 mangas grandes cortadas em cubos
- 1 dente de alho picado
- 1 pedaço de gengibre sem casca, picado
- 1/2 xícara (chá) de vinagre
- 2 colheres (sopa) de passas brancas
- 1 xícara (chá) de açúcar
- 1/2 xícara (chá) de água
- 1 colher (sobremesa) rasa de sementes de mostarda
- 1 colher (sopa) de mostarda Dijon
- Sal a gosto

Modo de Preparo

Misture a água, o açúcar e o vinagre. Leve a mistura ao fogo baixo. Ao ferver, misture os outros ingredientes, exceto as sementes de mostarda. Deixe engrossar mexendo algumas vezes. Quando estiver cremoso, acrescente as sementes de mostarda e desligue.

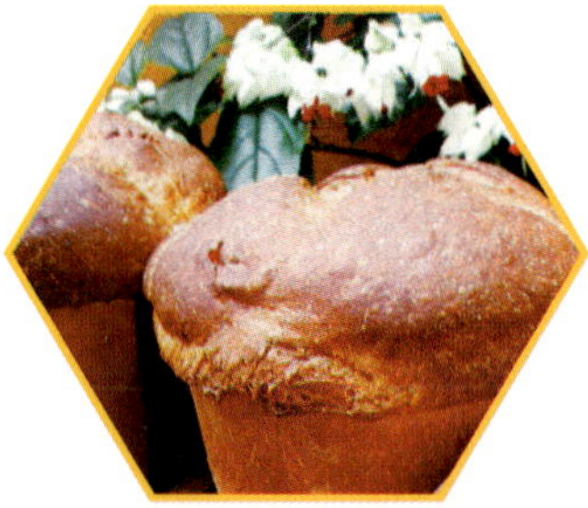

Pão de Manga

Ingredientes

- 2 mangas
- 3 ovos
- 1 colher (chá) de canela
- 80 g de passas
- 250 g de farinha de trigo
- 2 colheres (sopa) de fermento para bolos
- 100 ml de azeite
- 1 colher (chá) de canela
- 100 g de açúcar mascavo
- 1/2 colher (chá) de sal

Modo de Preparo

Preaqueça o forno a 160°C. Misture todos os ingredientes até obter uma mistura homogênea. Depois, coloque numa forma e leve ao forno por 45 minutos, até que esteja dourado e assado.

"O prazer está à mesa!"

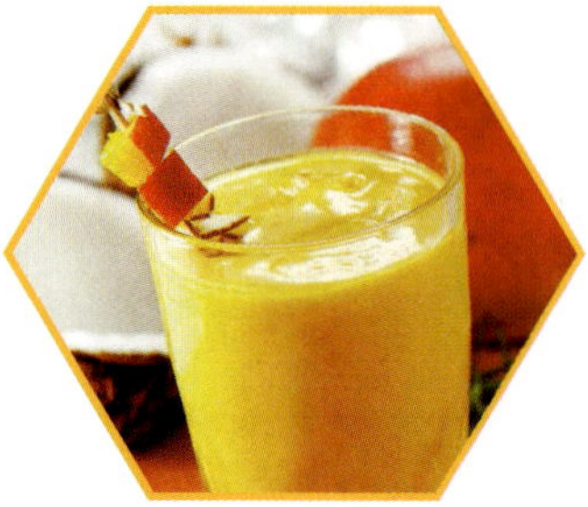

Suco de Manga com Limão

Ingredientes

- 1 manga rosa grande cortada
- 1 limão descascado, lavado e cortado em quatro
- 500 ml de água
- Açúcar a gosto
- Gelo a gosto

Modo de Preparo

Bata todos os ingredientes no liquidificador. E sirva.

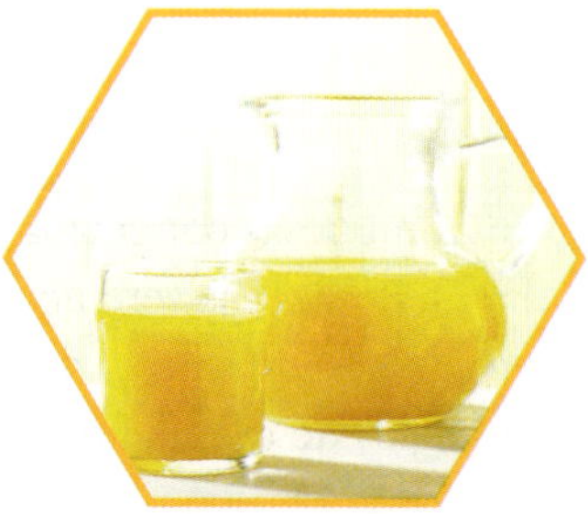

Suco de Manga

Ingredientes

- 3 mangas
- 1.1/2 colher (sopa) de suco de limão natural
- 2 copos de água gelada.

Modo de Preparo

Lave as mangas e o limão. Descasque e corte em cubos as mangas. Extraia o suco do limão e coloque no liquidificador. Bata até um suco bem liso e sirga gelado. Adoce a gosto.

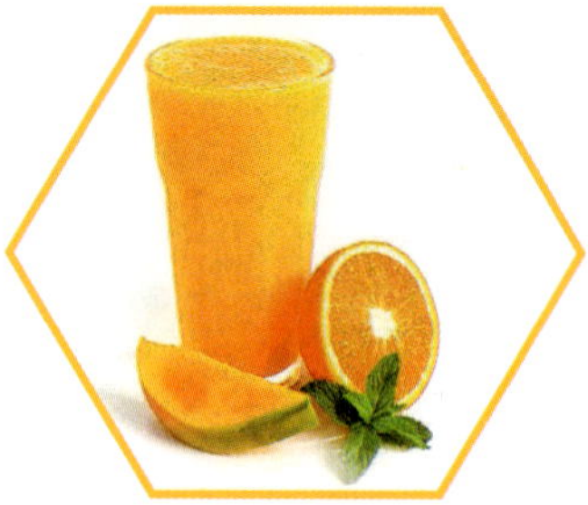

Suco de Manga com Laranja

Ingredientes

- 1/2 manga cortada em pedaços
- 3/4 de xícara (chá) de suco de laranja
- Gelo picado a gosto
- 1 casca de laranja para enfeitar

Modo de Preparo

Bata no liquidificador a manga e o suco de laranja. Peneire. Coloque gelo picado num copo e sirva o suco. Enfeite o copo com casca de laranja.

"A simplicidade da boa comida!"

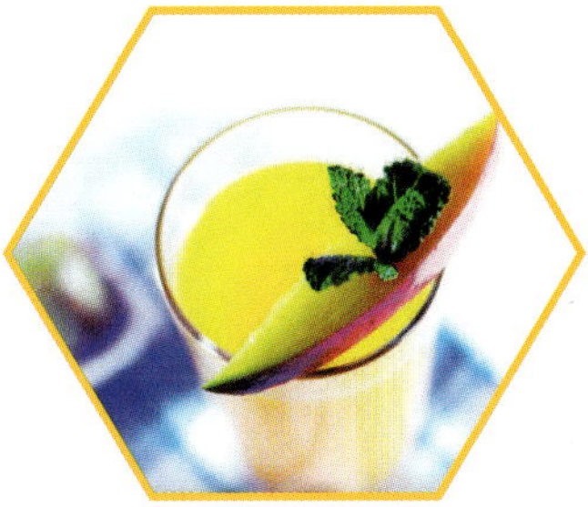

Suco de Manga com Gengibre

Ingredientes

- 1 manga grande picada
- Suco de 3 laranjas
- 1 colher (sopa) de gengibre ralado
- 1 colher (chá) de canela em pó
- Mel para adoçar

Modo de Preparo

Bata, em um liquidificador, todos os ingredientes até ficar consistente. Passe numa peneira e sirva.

> "Comer, só pelo paladar!"

Receitas com Frutas Vermelhas

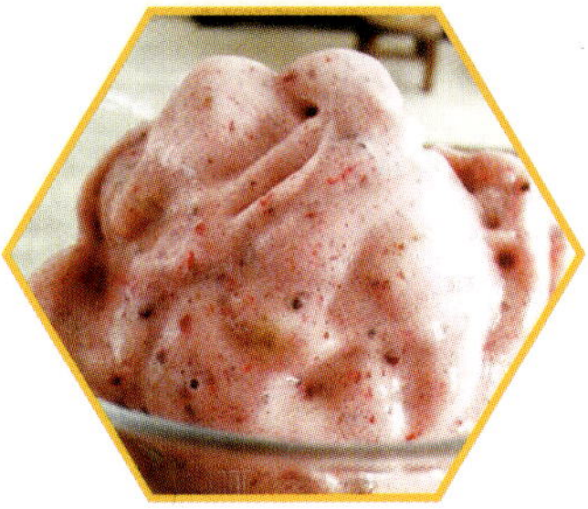

Frapê Gelado de Framboesa Vegano

Ingredientes

- 100 g de framboesas congeladas
- 150 ml de leite de soja sem açúcar
- 2 colheres (sopa) de extrato de soja
- 1 colher (sopa) de creme de soja
- 55 gramas de tofu firme
- Açúcar ou adoçante a gosto

Modo de Preparo

Bata todos os ingredientes num liquidificador até obter uma mistura cremosa e espessa. Adoce a gosto e sirva.

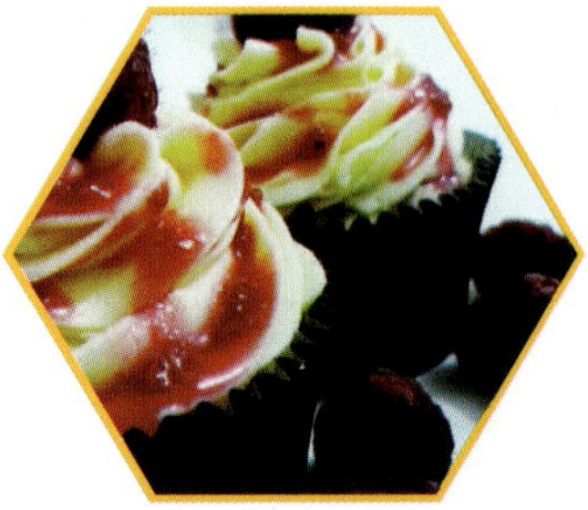

Muffin Vegano de Framboesa

Ingredientes (para os cupcakes)

- 1 colher (chá) de vinagre de maçã cidra
- 1.1/4 colher (chá) de farinha de trigo
- 2 colheres (sopa) de amido de milho
- 3/4 de colher (chá) de fermento em pó
- 1 xícara (chá) de leite de amêndoas sem açúcar
- 1/2 colher (chá) de bicarbonato de sódio
- 1/2 colher (chá) de sal
- 1/3 de xícara (chá) de óleo de canola
- 3/4 de xícara (chá) de açúcar
- 1 fava de baunilha
- 1.1/2 colher (chá) de extrato de baunilha

Ingredientes (para a cobertura)

- 1/3 de xícara (chá) de leite de amêndoas
- 2 colheres (sopa) de xarope de bordo – Maple Syrup
- 1/3 de xícara (chá) de chocolate meio amargo
- 170 gramas de framboesas frescas
- 2 colheres de sopa de açúcar granulado

Modo de Preparo (cupcakes)

Coloque as forminhas de cupcakes em uma forma própria e pulverize com óleo. Mexa o leite de amêndoas e o vinagre até coalhar. Peneire a farinha, o fermento, o amido de milho, o bicarbonato de sódio e o sal em uma tigela grande. Misture os demais ingredientes ao leite de amêndoas. Despeje essa mistura sobre a mistura de farinha e mexa até obter uma mistura lisa, sem pelotas. Encha as forminhas de cupcakes em até 3/4 e asse por 20 minutos.

Modo de Preparo (cobertura)

Lave as framboesas e deixe-as em fogo baixo com o açúcar. Mexa até obter uma consistência de geleia. Ferva o leite em uma panela pequena. Abaixe o fogo e coloque os outros ingredientes, incluindo a geleia de framboesas. Mexa até o chocolate ter derretido por completo. Espere esfriar por cerca de 10 minutos e cubra os cupcakes com essa mistura.

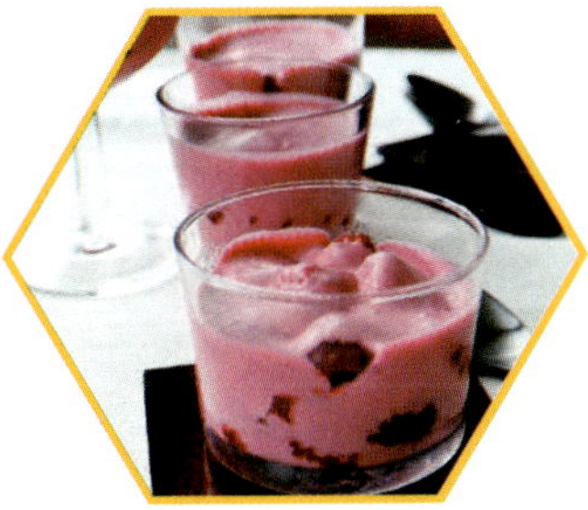

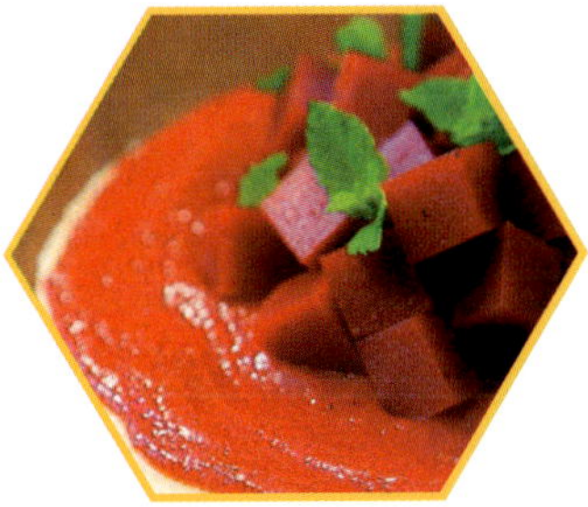

Mousse de Framboesa

Ingredientes

- 300 g de framboesas frescas
- 300 ml de creme fraiche
- 50 g de açúcar de confeiteiro
- 1/2 colher (chá) de essência de baunilha
- 2 claras de ovos
- Folhas de erva-cidreira para decorar

Modo de Preparo

Coloque as framboesas e o açúcar num triturador e processe até virar um creme. Coloque a essência de baunilha e o creme fraiche com a mistura triturada numa tigela. Bata as claras em neve numa outra tigela. Envolva as claras na mistura de framboesas com uma colher de metal até que se incorporem à mistura. Coloque a mousse em taças individuais e leve à geladeira por uma hora. Decore as taças com um pouco do creme fraiche e com a folha de erva-cidreira antes de servir.

Torta Semiaberta de Frutas Vermelhas

Ingredientes (massa)

- 250 g de farinha de trigo gelada
- 125 g de manteiga gelada
- 1 ovo
- 1.1/2 colher (sopa) de açúcar gelado
- Sal a gosto

Ingredientes (recheio)

- 500 g de frutas vermelhas congeladas, como morangos, amoras ou framboesas
- 2 colheres (sopa) de suco de limão
- 2.1/2 colheres (chá) de amido de milho
- 2 colheres (chá) de raspas de limão
- 100 g de açúcar
- Sal a gosto

Para finalizar a torta

1 ovo para pincelar

Modo de Preparo (massa)

Peneire a farinha, o açúcar e o sal e coloque na geladeira por 15 minutos. Corte a manteiga gelada em cubos pequenos e conserve na geladeira. Acrescente a manteiga na mistura de farinha. Misture com as mãos até formar um farelo. Acrescente o ovo a amasse até formar uma massa. Deixe descansar na geladeira por um dia. Coloque a metade da massa na forma para torta e leve por 30 minutos na geladeira. Abra a outra metade da massa com um cortador de biscoitos. Coloque os pedaços cortados em uma assadeira e leve para a geladeira por 30 minutos.

Modo de Preparo (recheio)

Em uma tigela grande misture as raspas de limão, o amido de milho, o suco de limão, o açúcar e o sal. Acrescente as frutas vermelhas e misture. Deixe descansar por 15 minutos, para o líquido não vazar na torta. Tira a massa da geladeira e coloque o recheio. Cubra com a massa e deixe alguns espaços para que o vapor do recheio escape. Pincele com um ovo batido. Asse durante 45 minutos em um forno preaquecido a 260°C. Sirva quente com uma bola de sorvete de baunilha.

"Sirva-se bem!"

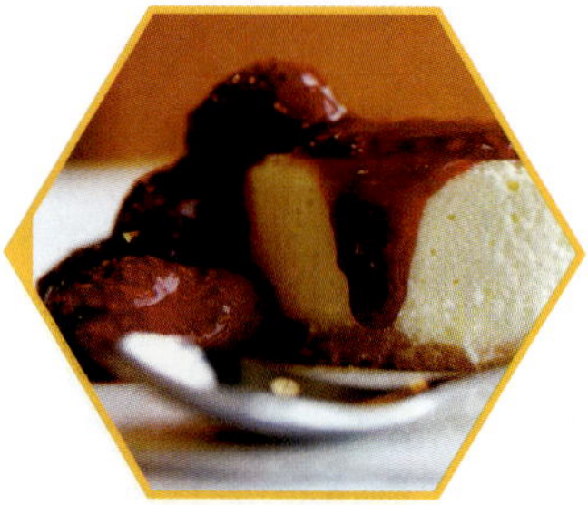

Mini Cheesecake de Frutas Vermelhas Vegana

Ingredientes (base)

- 100 g de biscoito maisena
- 60 g de margarina vegetal

Ingredientes (recheio)

- 1 xícara (chá) de suco de beterraba
- 2 xícaras (chá) de frutas vermelhas congeladas, como framboesas e morangos
- 2 colheres (sopa) de gelatina vegetal ágar-ágar em pó
- 1 xícara (chá) de *cream cheese* vegano
- 1.1/2 xícara (chá) de chantilly vegano
- 1/4 de xícara (chá) de açúcar refinado

Ingredientes (geleia)

- 180 g de polpa de frutas vermelhas congeladas
- 20 g de açúcar cristal

Modo de Preparo

Bata o biscoito no liquidificador até virar farofa e reserve. Derreta a margarina e misture ao biscoito até obter uma farofa úmida. Coloque em forminhas com fundo removível e aperte a farofa no fundo. Leve ao forno por cinco minutos a 180°C. Retire do forno e deixe esfriar. Cozinhe três beterrabas e bata no liquidificador. O purê resultante deve ser engrossado em uma frigideira por dez minutos. Bata no liquidificador as frutas vermelhas e o suco de beterraba. Misture o resultado numa tigela funda com o ágar-ágar. Misture e deixe o ágar-ágar hidratar por 15 minutos. O suco de frutas deve engrossar pela gelatina vegetal. Depois leve a tigela no banho-maria. Misture em outra tigela o *cream cheese* vegano com o açúcar e adicione o chantilly. Depois de tudo misturado, adicione o suco das frutas com o ágar-ágar. Com uma colher mescle os ingredientes e use esse creme para preencher as formas com a base de biscoito de maisena. Leve por oito horas na geladeira. Depois, desenforme e cubra a com a geleia e decore com uma amora.

"Na cozinha, crie, invente!"

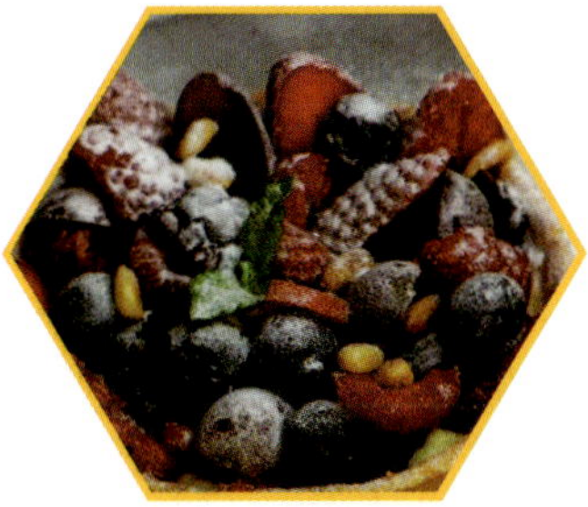

Tartalette de Frutas Vermelhas

Ingredientes (massa)

- 2 gemas
- 1.3/4 xícara (chá) de farinha de trigo
- 1/2 xícara (chá) de açúcar
- 1/2 xícara (chá) de manteiga em temperatura ambiente
- Sal a gosto

Ingredientes (para a cobertura)

- 400 g de frutas vermelhas lavadas, como amoras, morangos ou framboesas
- 2 claras
- 3 colheres (sopa) de manteiga
- 1/2 xícara (chá) de açúcar
- 1/3 de xícara (chá) de maisena
- 1 colher (chá) de essência de baunilha
- Açúcar de confeiteiro a gosto

Modo de Preparo

Bata a gema com o açúcar até ficar branca, para a massa. Coloque a farinha e o sal e amasse. Junte a manteiga e amasse até formar uma massa que desgrude das mãos. Deixe descansar por uma hora. Para a cobertura, misture, numa tigela, a baunilha, as claras e o açúcar. Coloque em banho-maria e bata com a batedeira até formar uma espuma firme, deixando esfriar. Acrescente a manteiga derretida e a maisena. Abra a massa numa forma untada. Recheie com o creme, espalhe as frutas vermelhas por cima e leve ao forno preaquecido por 40 minutos. Depois de amornar, polvilhe com o açúcar de confeiteiro.

"Alimente seu corpo com moderação — o excesso é tão nefasto quanto a carência."

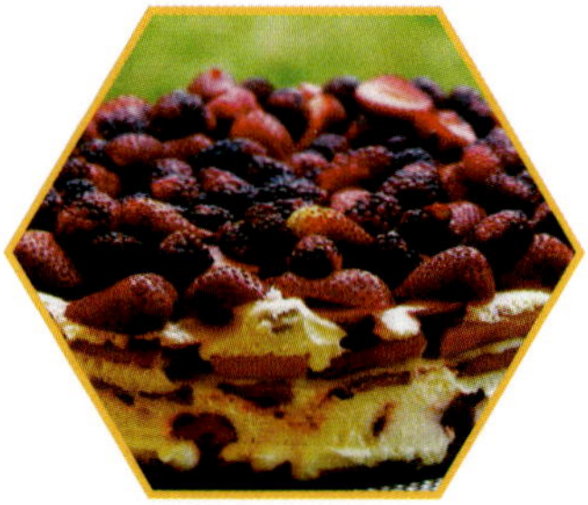

Mandala de Frutas Vermelhas Vegana

Ingredientes (massa)

- 700 g de tâmaras sem caroços
- 900 g de castanha-do-pará

Ingredientes (para a primeira camada de recheio)

- 4 maçãs raladas
- 10 g de canela
- Cascas raladas de três limões

Ingredientes (para a segunda camada de recheio)

- 250 g de framboesas
- 250 g de morangos
- 250 g de mirtilos
- 250 g de amoras
- 3 colheres (sopa) de melado
- 100 g de algas marinhas

Ingredientes (para a calda de framboesa)

- 120 g de framboesa
- 1 colher (chá) de suco de limão
- 3 colheres (sopa) de melado
- Folhas de hortelã a gosto

Modo de Preparo

Reserve algumas castanhas-do-pará para decoração e bata as restantes com as tâmaras no processador, até formar uma massa. Modele a massa numa forma, inclusive nas laterais, deixando três dedos de altura. Depois, adicione o recheio da primeira camada, misturando com as maçãs, a canela e a casca de limão. Reserve um pouco das frutas vermelhas para fazer a mandala e para o preparo da segunda camada e bata no liquidificador o restante delas com as algas marinhas e o melado. Depois, coloque as frutas em forma circular para formar a mandala. Decore a torta com a calda de framboesa e as castanhas-do-pará.

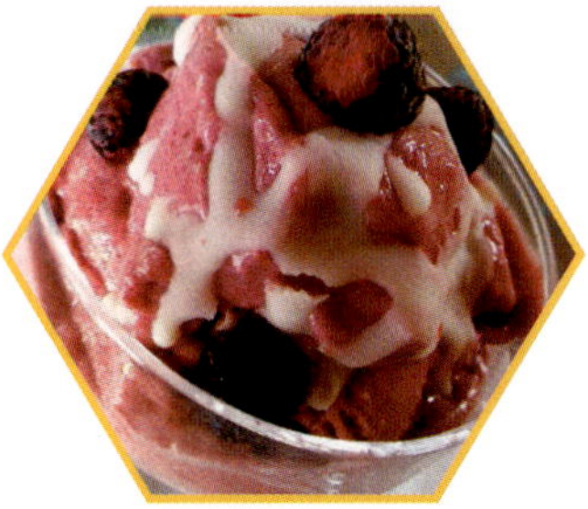

Sorvete Vegetariano de Frutas Vermelhas

Ingredientes

- 12 morangos
- 12 amoras
- 1 lata de condensado de soja
- 1 caixa de creme de leite de soja

Modo de Preparo

Lave as frutas e retire as folhas e os cabos. Bata os ingredientes no liquidificador. Coloque no freezer por seis horas. Sirva com frutas frescas a gosto.

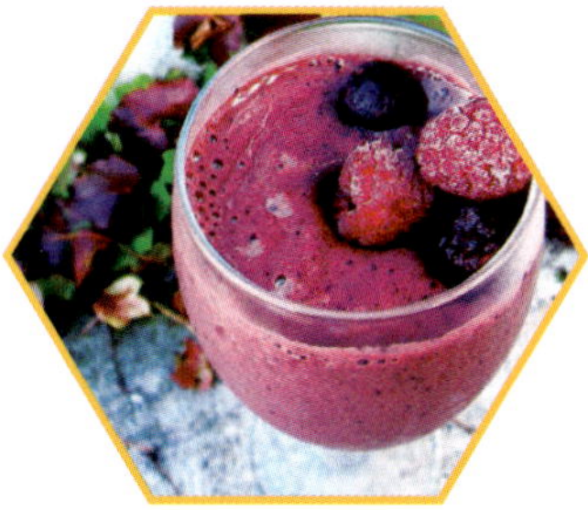

Suco Antioxidante de Frutas Vermelhas

Ingredientes

- 2 xícaras (chá) de frutas vermelhas, como cerejas, morangos ou amoras
- 200 ml de suco de romã
- 200 ml de água gelada

Modo de Preparo

Bata todos os ingredientes no liquidificador. Sirva sem coar.

> "Cozinhar com zelo é um ato de amor."
>
> *(Craig Claiborne)*

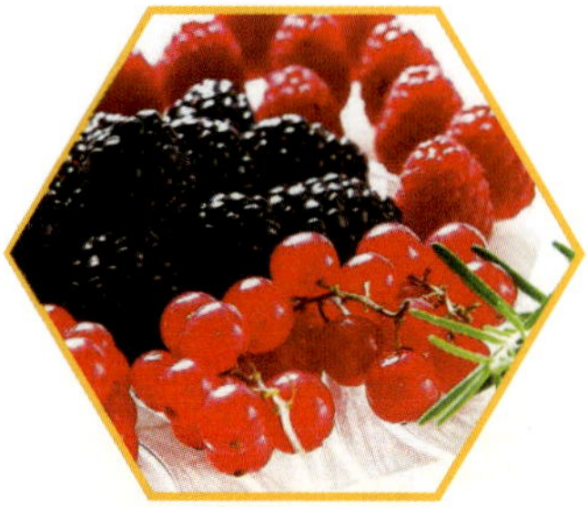

Suco Detox de Frutas Vermelhas com Alecrim

Ingredientes

- 8 amoras
- 8 framboesas
- 200 ml água de coco
- 1 colher (sobremesa) de folhas de alecrim
- 1 colher (sopa) de mel

Modo de Preparo

Bata todos os ingredientes no liquidificador. Coe e sirva gelado.

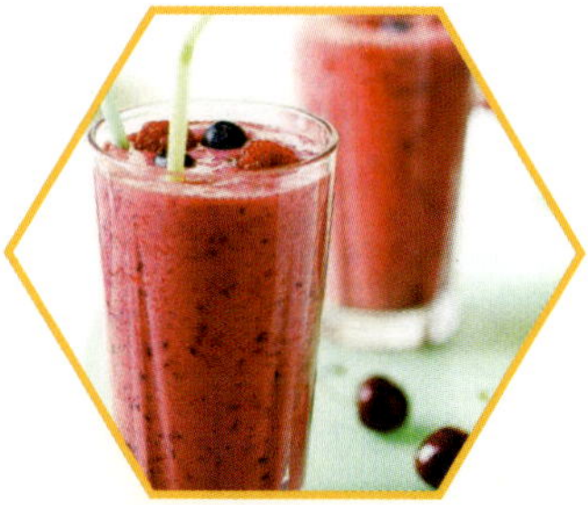

Suco Verde com Frutas Vermelhas

Ingredientes

- 1 folha de couve
- 1.1/2 xícara (chá) de frutas vermelhas, como morangos, amoras ou framboesas
- 150 ml de suco de laranja
- Folhas de hortelã a gosto

Modo de Preparo

Bata todos os ingredientes no liquidificador. Sirva sem coar.

"A saúde não está na forma física, mas na forma de se alimentar."

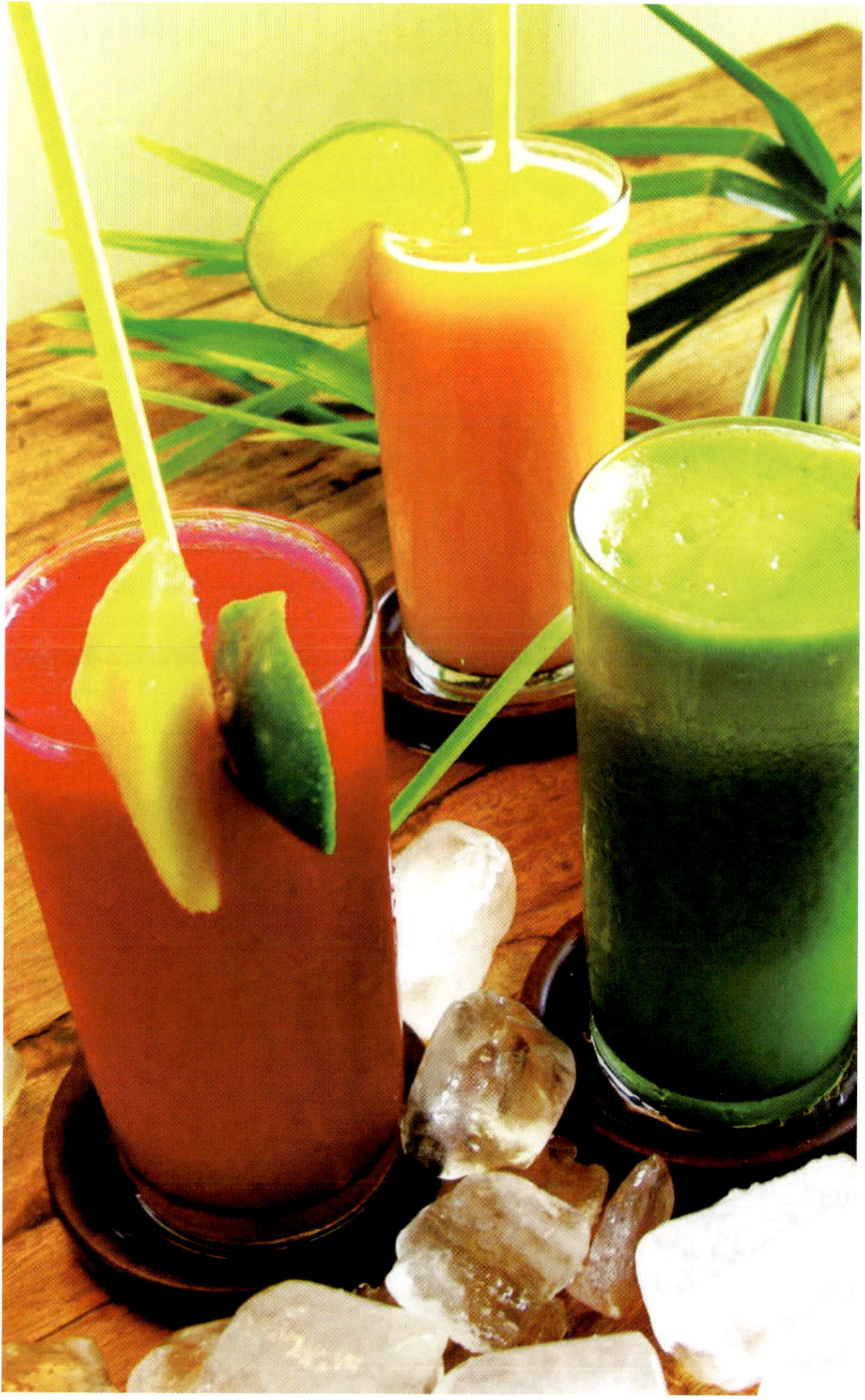

Propriedades dos alimentos

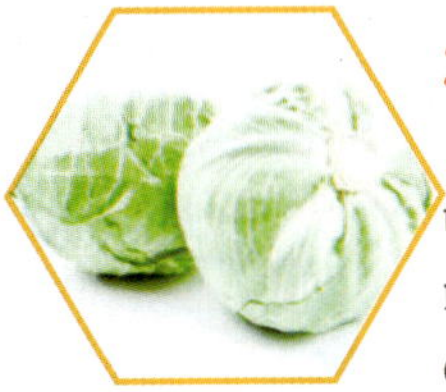

Repolho

O repolho é um vegetal da mesma família da couve. Tem cor verde e tem folhas sobrepostas de formato arredondado. O vegetal tem quantidade considerável de vitamina C, potássio, cálcio e fósforo. Cada 100 gramas têm só 18 calorias e é rico em fibras. Pode ser consumido cru ou refogado. Seu período de safra é entre setembro e novembro, mas pode ser colhido em todas as épocas do ano. São encontrados cinco tipos: roxo, liso, crespo, chinês e o repolho-de-bruxelas.

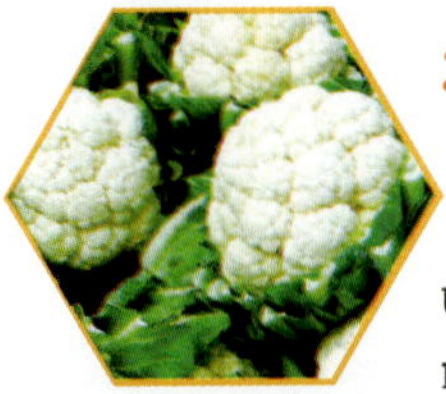

Couve-Flor

A couve-flor é uma hortaliça da mesma espécie dos brócolis. Muito rica em cálcio, fósforo e vitaminas A, B1, B2, B5 e C. Tem baixa quantidade de sódio e poucas calorias. A couve-flor é muito nutritiva e de fácil digestão.

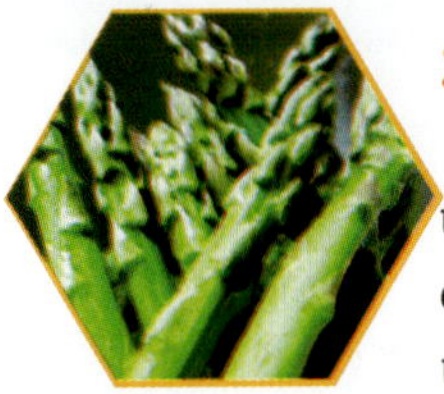

Aspargo

O aspargo é um vegetal de cor verde, tem um gosto suave e delicado. O vegetal é rico em ácido fólico e tem poucas calorias. O aspargo tem propriedades diuréticas. Pode ser consumido cru e em conserva. O vegetal é muito consumido na França, Alemanha e Inglaterra e seus brotos são colhidos durante a primavera no hemisfério norte.

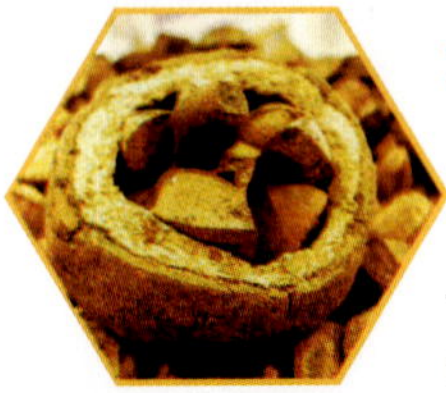

Castanha-do-pará

A castanha-do-pará é a semente da castanheira-do-pará (*Bertholletia excelsa*), uma árvore típica de florestas virgens, como a Floresta Amazônica, que pode atingir entre 30 e 45 metros de altura. A castanha possui uma polpa branca e saborosa, revestida por uma casca fina e brilhante. A semente tem um alto teor calórico e proteico. Também é rica em fibras, ferro, cálcio e selênio que combate os radicais livres. A castanha-do-pará é rica em gorduras monoinsaturadas, que estimulam a queima de gorduras.

> "A castanha-do-pará é uma semente de uma árvore típica de florestas virgens."

As sementes são consumidas *in natura* ou torradas e são empregadas na fabricação de doces, sorvetes e farinhas. Já o óleo extraído da castanha-do-pará é utilizado na fabricação de cosméticos e de tintas.

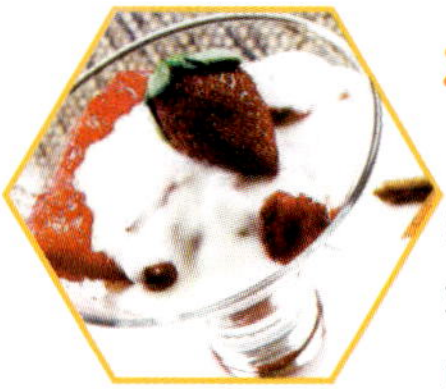

Iogurte

O iogurte é um alimento com baixo teor de lactose e rico em proteínas, vitaminas (principalmente da vitamina B2) e minerais, como o cálcio e o fósforo. O iogurte é uma variedade acidificada do leite, de fácil digestão, textura cremosa, suave e de pouca viscosidade. Pode ser encontrado em consistências distintas: sólido, batido ou líquido.

O valor calórico do iogurte vem das gorduras lácteas e dos açúcares. A presença de bactérias lácteas promove benefícios para a flora intestinal. Em comparação com outros derivados do leite, como o queijo e a manteiga, os iogurtes são pouco calóricos. O valor energético para cada 100 gramas de iogurte é estimado para cada variedade: **iogurte natural sólido**: de 68 a 73 kcal; **iogurte aromatizado**: de 80 a 100 kcal; **iogurte líquido**: de 95 a 103 kcal e **iogurte batido com pedaços de frutas**: de 100 a 125 kcal.

O iogurte estimula as secreções gástricas e intestinais. Sua acidez elevada (ácido láctico) contribui para o aumento da secreção das enzimas digestivas. O alimento baixa o colesterol e fortalece os ossos, pois tem mais quantidade de cálcio em comparação a outros derivados do leite. O teor de gordura é variável e pode-se encontrar: **gordo** (mínimo de 3,5% de gordura), **meio-gordo** (1,5-1,8%) e **magro** (máximo de 0,3%).

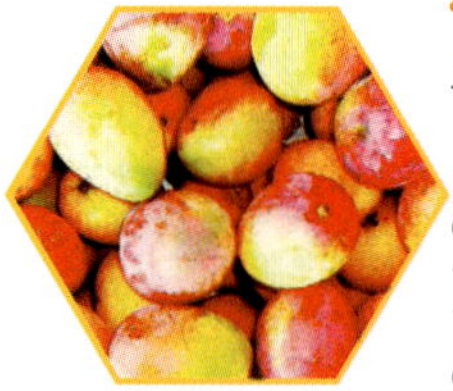

Manga

A mangueira (*Mangifera indica L.*) é da família das *Anacardiaceae*. A casca da fruta é lisa, com cores entre os tons de vermelho, laranja e amarelo. A mangueira foi introduzida no Brasil pelos portugueses e é originária do sul da Ásia. As variedades mais cultivadas são Haden, Tommy, Kent, Keitt, Atkins e Palmer. Sua colheita é feita de novembro a janeiro.

A fruta é rica em vitaminas A, C e complexo B. A manga é rica em minerais, como ferro, magnésio e potássio e em antioxidantes. Tem baixa quantidade de calorias, além de ser diurética e expectorante. A polpa tem uma boa quantidade de água e é doce e saborosa, podendo ser lisa ou fibrosa, de acordo com a espécie. Tem uma semente grande em seu interior.

A manga é consumida *in natura* e na produção de sucos, geleias, tortas, sorvetes e doces.

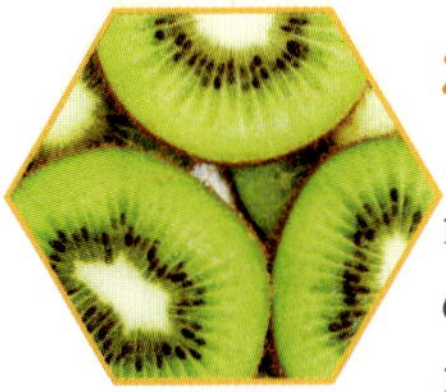

Kiwi

O kiwi (da família das *Actinidiaceae* e do gênero *Actinidia*) é uma fruta de origem chinesa e de regiões de clima temperado.

Tem formato oval e achatado. Seu sabor é levemente azedo de teor cítrico. Possui uma casca de cor marrom-clara. Já a polpa da fruta é verde, com sementes pequenas e pretas no centro.

A fruta é rica em potássio, cálcio e fósforo. Tem muita quantidade de vitamina C. Também tem um teor baixo de calorias. Cada 100 gramas têm cerca de 50 calorias. O kiwi tem a fibra pectina, que pode controlar os níveis de colesterol no sangue.

É usado em sucos e sorvetes, como também em saladas.

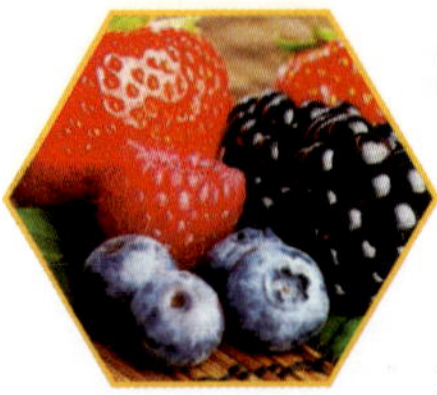

Frutas Vermelhas

As frutas vermelhas são ricas em vitamina C e fonte de ferro. Possuem antioxidantes contra o envelhecimento. Também são importantes para o fortalecimento dos ossos e suas fibras regulam o funcionamento dos intestinos e ajudam no emagrecimento, além de reduzirem o colesterol ruim.

Estas são quatro das principais frutas vermelhas disponíveis no mercado:

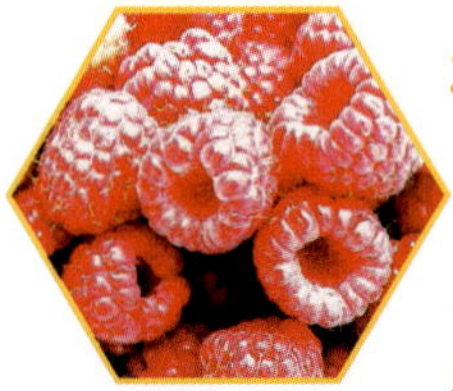

Framboesa

A framboesa (da família das *Rosaceae*, do gênero *Rubus* e da espécie *R. idaeus*) é um fruto de sabor doce e suave que, quando maduro, é muito delicado. É uma fruta que se cultiva em regiões de clima frio. No Brasil, sua colheita é entre outubro e janeiro. A framboesa é vermelha e sua camada externa é formada por gomos pequenos. Já sua parte interna é oca. A fruta possui quantidades consideráveis de vitaminas A, C, B1 (tiamina) e B5 (niacina). Também é constituída de ferro, fósforo e cálcio.

Cada 100 gramas possuem quatro gramas de fibras. A framboesa é utilizada em doces, bolos e tortas.

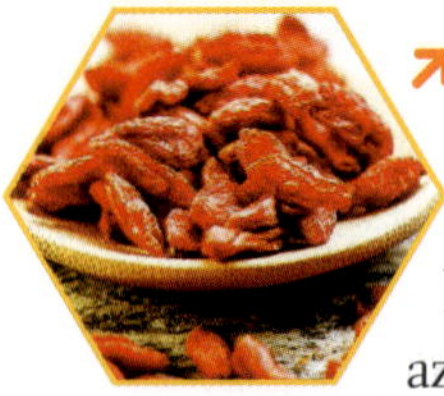

Goji Berry

A goji berry é uma fruta vermelha com um sabor azedo adocicado. Tem em sua composição: vitamina C, vitamina B1, vitamina B2, vitamina B6, cálcio, potássio, selênio, antiocianina e cerca de 20 aminoácidos. Apresenta cerca de 48 calorias em uma colher de sopa. A goji berry é vendida fresca ou seca e pode ser consumida com frutas, saladas, cereais, sucos e iogurtes. A fruta possui anti-inflamatórios e antioxidantes, que auxiliam no emagrecimento. As fibras presentes na fruta regulam os intestinos e têm ácido graxo linoleico que reduz o colesterol ruim.

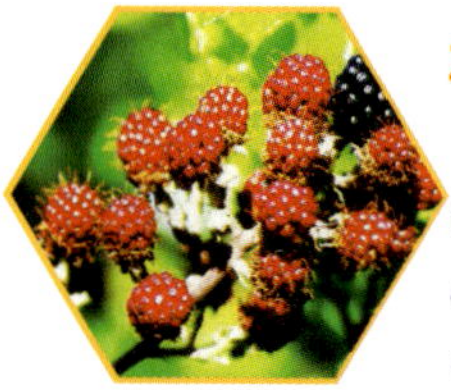

Amora

A amora (da família das *Moraceae*) é originada da Ásia oriental, da árvore amoreira-branca (*M. alba*). Já a amoreira-preta (*M. nigra*) é originária da Pérsia (região do Irã). Mesmo considerada uma planta de clima temperado, a amoreira-preta cresce em todo o Brasil. As variedades cultivadas são: lobada, laciniada, scabra e dentada. O fruto é um aquênio ovoide e comprido, coberto pelo cálice suculento e de coloração roxa, quase preta. A amora é consumida *in natura* e industrializada em forma de geleias, doces em massa, sorvetes, compotas, cristalizados, vinho ou vinagre. Já suas folhas servem de alimento para o bicho-da-seda.

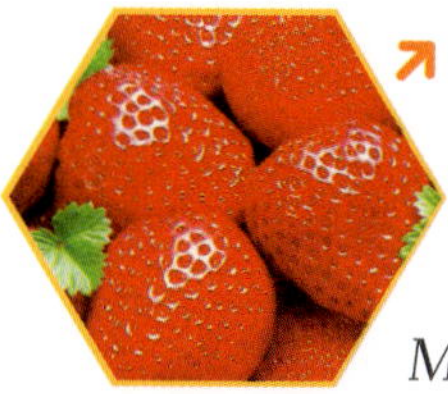

Morango

O morango (família das *Rosaceae*, da subfamília *Maloideae* e do gênero: *Fragaria*) é uma fruta vermelha de origem europeia. A fruta é rica em vitamina C, A, E, B5 e B6. O morango tem cerca de 38 calorias por 100 gramas e tem a presença de ferro, magnésio, cálcio, potássio e selênio.

A fruta é rica de antioxidantes flavonoides e tem uma quantidade considerável de fibras, com cerca de 2,5 gramas por 100 gramas de morango. Na culinária, é utilizada em sucos, bolos, tortas, doces e sorvetes, além de ser consumida *in natura*.

Fontes de Informação

LIVROS:

- "Anatomia Humana Básica", Alexandre Spence, Editora Manole, 1991
- "Biologia", Neil Campbell e outros, Editora Artmed, 2010

PÁGINAS ELETRÔNICAS:

www.epoca.globo.com/vida/vida-util/saude--e-bem-estar/
www.renatanutri.blogspot.com.br
www.docsetools.com/emagrecimento
www.doencasdofigado.com.br
www.microbiologia.ufrj.br/informativo
www.harpersbazaar.com.br
www.cartacapital.com.br
www.drauziovarella.com.br/obesidade
www.veja.abril.com.br/noticia/saude/a-cura--pelas-bacterias
www2.uol.com.br/sciam
www.bbc.co.uk
www.saude.ig.com.br/alimentacao
www.receitas-online.net
www.abcdasaude.com.br
www.regimesedietas.com
www.acritica.uol.com.br/vida
www.farmaceuticacuriosa.com
www.liberoalimentos.com.br
www.nutricaoempauta.com.br
www.br.answers.yahoo.com
www.mdsaude.com
www.empowher.com
www.o.elobot.es
www.suapesquisa.com
www.buenasalud.com
www.infoescola.com/fisiologia
www.brendawatson.com
www.skinnygutdiet.com
www.tuasaude.com
www.raphaelkellmanmd.com
www.cybercook.com.br
www.semanapromocional.weebly.com
www.bambae.wordpress.com
www.tudogostoso.com.br
www.saboridades.net
Receitas na Rede
http://www.receitasnarede.com/

10 DICAS SOBRE O CONSUMO DE ALIMENTOS

1. Antes de começar a manipular, lave bem os alimentos.
2. Verduras devem ser lavadas folha por folha, retirando partes machucadas ou queimadas.
3. Carnes, aves e peixes devem ser cozidos em temperatura superior a 70 graus, para eliminar a maioria dos micro-organismos.
4. Consuma os alimentos logo após o cozimento.
5. Evite o contato entre alimentos crus e cozidos. Ao cortar os alimentos, utilize utensílios diferentes para cada um. Não use tábuas de madeira e colheres de pau.
6. Lave bem as mãos antes de manipular os alimentos: quando trocar de alimento manipulado, quando manusear temperos ou farinhas e, principalmente, quando interromper o preparo.
7. Mantenha a cozinha limpa e arejada para evitar a atração de insetos e roedores.
8. Aqueça bem os alimentos que foram gelados. Mexa o alimento até que atinja a temperatura por igual. Jogue fora alimentos com alteração de cor, cheiro ou consistência.
9. Mantenha a cozinha sempre limpa. Como os alimentos se contaminam com muita facilidade, é importante manter as áreas de manipulação sempre limpas.
10. Sempre use água potável para beber ou para manipular os alimentos. Ferva a água, em caso de suspeita.

DIRETORIA: Jorge Carneiro e Rogério Ventura; **Diretor Editorial:** Henrique Ramos; **REDAÇÃO: Editor-chefe:** Daniel Stycer; **Editores:** Eliana Rinaldi, Renata Meirelles e Thomas Nieto; **Equipe Editorial:** Maria José Batista, Adriana Cruz, Sandra Ribeiro, Débora Justiniano, Hugo Wyler Filho, Juliana Borges, Lívia Barbosa, Verônica Bareicha, Daniela Mesquita, Dalva Corrêa, Maria Flavia dos Reis e Jefferson Peres; **ARTE:** Leo Fróes, Raquel Soares, Franconero Eleutério, Julio Lapenne, Laércio Costa, Jefferson Gomes, Talitha Magalhães e Raphael Bellem; **Edição e Tratamento de Imagem:** Luciano Urbano, Reinaldo Pires e Cristian Barboza; **Diagramação:** Maria Clara Rodrigues e Evandro Matoso; **Produção Gráfica:** Jorge Silva; **Tecnologia da Informação:** Márcio Marques; **Marketing:** Bernadette Caldas (gerente), Cássia Nascimento, Patrícia Reis, Everson Chaves, Luiza Martins e Jully Anne Costa; **Controle:** William Cardoso e Clayton Moura; **Circulação:** Luciana Pereira, Sara Martins, Wagner Cabral e Alexander Lima; **EDIOURO PUBLICAÇÕES DE PASSATEMPOS E MULTIMÍDIA LTDA.** Rua Nova Jerusalém, 345, CEP 21042-235 – Rio de Janeiro, RJ. Tel.: (0XX21) 3882-8200, Fax: (0XX21) 2290-7185; **Distribuição:** DINAP Ltda. – Estr. Dr. Kenkiti Shimomoto, 1678 – Jardim Conceição, Osasco, SP. Tel.: PABX (0XX11) 3789-3000.

PROJETO E REALIZAÇÃO
CRIATIVO
MERCADO EDITORIAL

PUBLISHER
Carlos Rodrigues
DIRETORA FINANCEIRA
Esilene Lopes de Lima
AUTOR
Worney Almeida de Souza
DIREÇÃO DE ARTE
Marcelo Almeida
EDITOR
René Ferri